습관

LIFESTYLE MEDICINE

처방

비만과 암, 만성질환에 저항하라

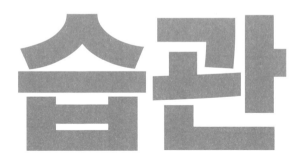

습관

▶▶ LIFESTYLE MEDICINE ◀◀

처방

김선신 지음

지식너머

아픈 게 싫은 의사

내과 전공의 1년 차를 시작하고 첫 중환자실 담당을 시작한 날을 지금도 잊을 수 없다. 60대 초반의 여인을 담당했었는데, B형 간염으로 인해 간경변이 생겼다. 간경변이 심해지면 간이 딱딱해지고, 혈액이 간으로 흐르지 못해 그 압력이 식도 정맥에 영향을 미친다. 환자는 그로 인해 식도 출혈이 생긴 상태였다.

전공의 1년 차로 군기가 바짝 들어가 있었던 나는 환자를 무조건 살려야 했다. 밤 11시쯤 환자에게 다시 출혈이 생겼다.

낮이라면 소화기내과 교수님께서 내시경으로 지혈을 하는 시술을 할 수 있지만, 그 밤에 내가 할 수 있는 치료는 SB 튜브(Sangstaken-

Blackemore tube, 식도 정맥류의 출혈을 막기 위해 사용하는 세 개의 빈 공간이 있는 튜브, 두 개의 공간에 공기를 넣어 풍선처럼 부풀려 지혈한다)를 사용해 출혈이 있는 부위를 압박하여 지혈하는 것이었다. 긴 튜브를 삽입하고 그 끝에 있는 풍선 같은 것에 바람을 넣어 출혈 부위를 압박하는 것으로 환자가 맨 정신으로 견디기에는 정말 어려운 일이었다. 하지만 이 시술은 환자가 수면 상태일 때는 불가능하다.

첫날은 다행히도 무사히 환자를 살릴 수 있었다. 하지만 며칠 뒤 또 같은 상황이 발생했다. 또 튜브를 넣고 전쟁 같은 밤을 보냈다. 며칠 뒤 또 출혈이 생겼다. 아주머니에게 다가가자 '선생님 제발 그만하게 해주세요. 이런다고 제가 살 수 있는 것도 아니잖아요,' 처절한 눈빛으로 내게 그렇게 애원하시는 듯했다.

정신이 번쩍 들었다. 그제서야 환자가 얼마나 괴로울까 생각이 들었다. 전공의 1년 차, 환자는 무조건 살려야 한다는 생각만 하던 나는 그 순간 힘이 쫙 빠졌다. 하지만 그녀를 설득해서 또 튜브를 넣었다. 그렇게 한 달 정도 지났을 무렵 최선을 다해 살리려고 노력했지만 결국 환자는 튜브 삽입의 고통을 겪다가 유명을 달리했다.

그날 밤은 너무 고통스러웠다. 며칠 밤을 새면서 발버둥쳤지만 그

생명을 지키지도 못하고 결국 환자를 괴롭히기만 한 건 아닌지 자괴감이 들었다. 의사가 신도 아니고 어쩔 수 없는 상황이란 게 있기 마련이다. 아무리 최선을 다해 환자를 본다 해도 모든 환자를 살릴 수는 없다. 하지만 나는 내 환자가 죽는 것이 너무 힘들었다. 내가 전공을 알레르기내과로 정한 이유 중 하나도 알레르기내과에서는 환자가 죽는 일이 매우 드물기 때문이다.

　의사인 나는 죽음이 무섭다. 평범한 인간인 나는 아픈 게 죽도록 싫다. 나뿐만 아니라 내가 사랑하는 사람이 아프거나 죽는 것도 너무 싫다. 하지만 아프지 않고 죽지 않는, 사람은 없다.

　의사가 되고 싶다고 생각했던 건 초등학교도 들어가기 전이었다. 아빠를 따라 다니던 요양원엔 어르신들이 많았다. 나를 예쁘다 예쁘다 해주시던 그분들이 한 분씩 한 분씩 보이지 않아 수녀님께 여쭤보니 아프셔서 하느님 곁으로 가셨다는 것이었다. 그분들이 살아 계셨으면 하는 간절한 마음과 아프지 않게 해주고 싶다는 그날의 결심이 나를 의사가 되게 했고, 그 결심은 지금도 변함이 내가 의사로 일하게 해주는 버팀목이다.

알레르기내과 전문의가 된 나는 서울대학교병원에서 전임의를 시작했다. 전임의 수련을 하다가 병원에서 강남에 건강검진센터를 열 계획이 있다는 소식을 듣고 자원을 했고, 설립 준비단부터 검진센터에서 일을 시작했다. 아픈 사람이 오는 병원이 아닌, 질병을 조기에 발견하여 치료하거나 질병이 생기지 않게 예방하는 건강검진센터에서 일할 수 있어서 좋았다.

그런데 일 년에 한 번 만나는 분들을 한 번의 상담으로 그들의 생활까지 바꾼다는 것은 거의 불가능했다. 그래도 포기할 순 없었다. 건강검진 결과에 이상이 없으니 앞으로 한 해 동안 안심하고 술 담배를 할 수 있겠다고 하는 분에게 고쳐야 할 위험인자를 열심히 설명했다. 검진 결과가 좋지 않아 당뇨병으로, 고혈압으로, 고지혈증으로 진행될 가능성이 있는 분께는 생활습관을 어떻게 바꾸어야 할지 몇 번이고 강조하며 말씀드렸다. 하지만 일 년 뒤 결과는 더 나빠져 있었다. 이런 분들을 위해 내가 할 수 있는 것이 뭘까, 의사가 된 나의 두 번째 고민이 시작되었다.

어떻게 하면 환자들이 나쁜 생활습관으로 인해 생기는 질병에 걸리지 않게 할 수 있을까? 어떻게 하면 그들의 일상 생활을 바꿀 수 있을까? 고민하던 나는 스탠퍼드, 하버드, 예일 대학을 중심으로 활발히 연구가 진행되고 있는 '라이프스타일 메디슨Lifestyle Medicine'이라는 학문을 알게 되었다. 그리고 2012년 더 심도 있는 공부를 위해 미국 스탠퍼드 대학으로 연수를 떠났다.

라이프스타일 메디슨은 이전에도 있었지만 2003년 이후 미국의 주요 의과 대학 중심으로 활성화된 학문이다. 식이, 운동, 수면, 스트레스, 술, 담배를 관리하면 많은 질병을 예방하고 더 나아가 치료할 수 있다는 확신을 바탕으로 이 여섯 가지를 잘 관리할 수 있도록 개인과 가족을 돕는 증거 중심evidence based 의학이다.

2012년, 연수 기간 동안 참석했던 강의의 첫 시간에 WHO 세계 보건기구에서 2020년에는 모든 질병의 2/3는 라이프스타일과 관련되어 있을 것이라고 발표했다는 정보를 접했는데, 이 시점에 생각해 보니 정말 정확한 예측이었다. 고혈압, 당뇨, 고지혈증, 심장혈관 질환, 뇌혈관 질환, 위암, 대장암, 간암, 후두암, 폐암 등 여러 가지 암뿐만이 아니라 치매, 남성 성기능 장애 등 너무나 많은 질병이 생활습관과 관련 되어 있다는 게 공식적으로 확인되었고, 그곳에서 나는 직접 '라이프스타일 메디슨'을 실천하면서 그 효과도 체감했다.

미국 연수 후 2013년 8월 병원으로 복귀한 나는 서울대학교 강남 센터에서 라이프스타일 코칭 클리닉을 운영하고 있다. 코칭 클리닉은 습관을 바꾸기 힘든 분들과 함께 작전을 짜고, 좋은 습관을 가질 수 있도록 함께 노력하는 클리닉이다. 적어도 일주일에 한 번 30분씩 최소 10번은 만나면서 습관을 바꿀 수 있도록 한다.

사실 어떻게 하면 건강한지 모르는 사람보다 아는 사람이 더 많다. 하지만 실제 좋은 습관을 실천하는 것은 아는 것과 다르다. 아는 것과 실천하는 것의 차이를 줄여주는 것이 나의 역할이다.

미국에서는 비용 문제로 인해 의사가 코칭을 직접 진행하지 않는다. 의사가 코치를 양성하여 코치들이 코칭을 하고 의학적인 자문이 필요할 때 의사가 상담을 한다.

한국은 의료서비스 비용이 미국보다는 많이 낮기 때문에 의사인 내가 직접 코칭을 할 수 있다. 의사가 라이프스타일 코칭을 직접 진행하면 의료적인 문제가 발생할 때 치료를 할 수 있다는 장점이 있다.

코칭 클리닉을 직접 운영하고 있지만 시간 여건상 많은 분들과 만날 수는 없다. 하지만 건강검진센터의 의사인 나는 매일 검진을 받은 분들과 만난다. 그분들에게 할애된 시간 내에서 그들에게 도움이 될 수 있는 습관의 변화를 이끌어내려고 노력한다. 하나라도 실천하면 결과는 분명 달라지기 때문이다. 하루에 한 분만 생각을 바꾸신다면 1년이면 수십 수백 명이 될 수 있다. 건강도 마찬가지다. 시작은 별것 아닌 것 하나지만 10년, 20년 뒤에는 큰 차이가 있을 수 있다. 너무 큰 그림을 그리고 그걸 죽을 때까지 하려고 생각하면 어렵게만 느껴져 엄두가 나지 않는다. 작은 것 하나라도 오늘 하루만 지키자는 마음으로 하다 보면 시간이 지나면서 점점 더 건강해지는 나를 만날 수 있다.

생활습관만 잘 관리해도 정말 많은 질병을 예방할 수 있다. 질병에 걸렸다 하더라도 병이 천천히 진행되도록 하거나 약을 적게 쓸 수 있다. 정말로 부작용은 없고 효과가 탁월한 치료법이다. 우리는 건강한 생활습관에 대하여 방송과 인터넷 등 여러 매체를 통해 많이 보고 들어 알고 있다. 하지만 그 모든 것이 다 나에게 맞는 것일까? 내가 정말로 할 수 있는 것이 있을까? 있다면 어떤 것일까? 그리고 어떻게 하면 그것들을 실천할 수 있을까?

코칭 클리닉과 건강검진을 받으신 분들에게 해왔던 코칭의 확장 버전인 이 책은 그런 고민들에 대한 일종의 처방전이다. 이 책을 통해 나는 의학적으로 올바르고 실증적인, 다시 말해 실제적 임상경험에 근거한, 생활습관 처방을 내리고자 한다. 건강한 식이법, 운동법과 더불어 암과 알레르기, 치매 등 질병을 유발하는 나쁜 습관을 알려주고 질병을 예방할 수 있는 습관을 적절하게 처방해 보다 많은 사람들의 건강수명을 늘리고자 한다.

앞서 강조한 것처럼 라이프스타일 메디슨에서 가장 중요한 것은 실천이고, 그 실천을 위해서는 누군가의 도움을 받아야 할 때가 있다. 환자들에게도 나는 가급적 전문가의, 그리고 가족의 도움도 받으시라 조언한다. 이것 또한 직접적 경험에 근거한 조언으로, 나 역시 가족들에게 가장 큰 힘을 얻고 많은 도움을 받았다. 내가 살아가는 힘의 원천인 나의 남편, 아들과 딸 그리고 오늘의 내가 있도록 늘 지지해주신 부모님, 시부모님께 특별한 감사의 마음을 전한다.

CONTENTS

PART

01

LIFESTYLE MEDICINE

약 대신
습관을
처방하는
의사들

LIFESTYLE
MEDICINE

의사인 나는 환자에게 약을 처방할 때
제일 먼저 생각하는 게 있다.
'이 약은 환자에게 얼마나 득이 될 것이며, 실은 무엇일까?'

라이프스타일
메디슨 Lifestyle Medicine 이란?

"이 약을 장기간 복용하면 부작용은 없을까요?"라는 질문을 하루에도 여러 번 받는다. 모든 약은 부작용이 있다. 결국 부작용의 빈도가 얼마나 높은지가 관건이지만 얼마나 심각한 부작용이 생길 수 있는지도 중요하다. 아무리 확률이 낮다고 해도 부작용이 나타난 사람에게는 100%이기 때문이다. 의사는 병을 진단하고 치료를 위해 약을 처방하거나 수술이나 시술을 한다. 내과 의사인 나는 환자에게 약을 처방할 때 제일 먼저 생각하는 것이 있다. 그것은 '이 약이 환자에게 얼마나 득이 될 것이며 실은 무엇일까?'이다.

진료를 하다 보면 부작용에 대한 걱정으로 약을 먹지 않겠다는 분들을 종종 만난다. 나는 약을 먹지 않아서 생기는 문제가 훨씬 더 크고 심각하다면, 약을 먹는 것이 올바른 선택이라고 설명하며 약을 드시기를 권한다. 하지만 약은 최소한으로 쓰면서 건강 관리가 최대한 된다면 이보다 더 좋은 시나리오는 없다.

약을 최소한으로 사용하기 위해, 혹은 약을 쓰지 않고 질병을 조절하기 위해 노력하는 의사들이 있다. 이들은 약 대신 생활습관을 처방한다.

2016년 미국에서 발표된 논문에 실린 한 예를 살펴보자. 45세 여성으로 고혈압과 비만, 우울증까지 갖고 있는 이 환자는 이때까지 셀 수 없을 만큼 많은 다이어트를 시도했으며 그때마다 번번히 실패를 맛보았었다. 약의 용량은 늘어가지만 치료가 되기는커녕 이제 당뇨병 초기 진단까지 받은 상태이다. 이 여성에게 새로운 약의 처방 대신 적절하게 바꾼 식단과 신체 상태에 맞는 운동을 처방한다. 또한, 자신과 비슷한 상황에 처해 있는 다른 사람들을 만나는 모임도 소개를 한다. 이러한 라이프스타일을 유지하며 치료를 받은 지 12개월 후, 이 환자의 당화혈색소Hemoglobin A1c는 정상 범위로 줄어들었으며, 체중은 약 8킬로그램 줄어든 상태를 유지한다. 혈압도 안정적인 범위 내에서 유지되었으며 우울증도 나아졌다. 무엇보다도 주목할 부분은 이제 더 이상 약을 먹지 않아도 이러한 상태가 지속된다는 것이다. 이 여성은 계속 건강한 식사 습관과 행동 습관을 유지하고 있고, 이러한 자신에 대해서 자부심도 느끼고 있다.

이런 모습은 이제 미국을 비롯한 해외에서는 더 이상 낯선 광경이 아니다. 라이프스타일 메디슨 의학자들은, 환자를 설득하려는 노력 대신 약을 바꾸고 생활습관을 바꾸는 대신 약의 용량을 늘이는 게 아니라, 환자에게 적절한 식단을 처방하고 올바른 운동을 알려주고 동기를 부여한다.

이런 의사는 사실 아주 오래전부터 존재했다. 바로 우리도 잘 알고 있는 히포크라테스다.

- 음식이 곧 약이고 약은 곧 음식이다.
- 우리가 먹는 것이 곧 우리 자신이 된다.
- 걷기는 사람에게 최고의 약이다.
- 기분이 우울하면 걸어라. 그래도 여전히 우울하다면 다시 걸어라.
- 웃음이야 말로 몸과 마음을 치유하는 최고의 명약이다.

히포크라테스는 위와 같은 말로 건강한 생활습관이 얼마나 중요한지 이야기하였다. 하지만 고대 의학의 아버지인 히포크라테스의 이러한 잠언이 의학계의 한 영역으로 다시 나타난 것은 약 1600년이 지난 서기 1999년이다.

1999년에 제임스 리페James Rippe 박사가 중심이 되어《라이프스타일 메디슨Lifestyle Medicine》이라는 제목의 교과서가 출판되었고, 이 시기를 기점으로 라이프스타일 메디슨, 즉 생활습관 의학은 시작되었다고 해도 과언이 아니다.

라이프스타일 메디슨은 생활습관 개선을 통해 실질적으로 질병을 예방하고 치료하는 의학의 한 분야이다. 기존의 의학적 접근, 즉 질병을 발견하고 그 이후에 약물치료나 수술적 치료로 해결하는 방법에 한계를 느껴왔던 의학계가 건강 증진에 꼭 필요한, 우리가 알고는 있지만 실천하기 어려운, 좋은 생활습관을 실천할 수 있도록 유도하는 방법들을 체계적으로 연구한 결과물이다. 물론 1999년 훨씬 이전에도 신체활동이나 식사습관의 중요성에 관한 연구들은 있어왔다.

1953년 영국의 유명 의학 저널인《란셋The Lancet》에 발표된〈심장 혈관질환과 직업상 신체활동〉이라는 논문에 따르면 1949년 1년 동안 런던의 대중교통 종사자 3만 1000명의 심장혈관 질환을 조사한 결과, 운전기사가 승무원에 비해 심근경색으로 사망할 확률이 2배 이상 높았다.

이층버스의 계단을 하루에 최소 600~700회 오르내려야 하는 승무원은 운전기사보다 신체활동이 활발해 심근경색을 예방할 수 있었던 것이다. 아마도 이 연구가 신체활동이 심장 질환을 예방한다는 가설을 과학적으로 입증을 한 최초의 논문이 아닐까 생각한다.

이렇게 '라이프스타일 메디슨'을 언급한 논문의 수는 1998년까지는 669편에 불과했다. 하지만 1999년부터 2008년까지 10년 동안 2284편이 발표되고, 2003년엔 미국 라이프스타일 메디슨 학회가 결성이 되었다. 이어 관련 교육과정이 마련되고 많은 전문가 집단이 라이프스타일 메디슨이 모든 1차 의료를 담당하는 의료인에게 필요하다는 데 의견을 모으기에 이르렀다.

그리고 2007년 하버드 의과대학에 라이프스타일 메디슨 연구소가 설립, 의과대학의 교육과정에 정식으로 포함되었다. 또한 라이프스타일 메디슨의 효과를 인정한 미국 행정부는 2010년 제정된 미국의 환자 보호 및 부담적정보험법(Patient Protection and Affordable Care Act, 일명 '오바마케어')에서 라이프스타일을 개선시키는 의료적 행위에 대해서 인센티브를 지급하기로 결정하였다.

라이프스타일 메디슨은 비만, 당뇨, 고혈압, 고지혈증, 심장혈관 질환 치료에 많은 영향을 끼치면서 먼저 주목을 받았다. 그러나 연구가 진행되고 경험이 축적됨에 따라 단지 이에 국한되는 것이 아니라 뇌혈관 질환, 위암, 대장암, 간암, 후두암, 폐암 등 여러 가지 암과 관련이 깊으며 나아가 치매와 남성 성기능 장애 등을 포함하여 너무나 많은 질병이 생활습관과 관련이 되어 있다는 것이 밝혀졌다.

현재까지 발표된 논문들의 주요 소견들을 살펴보면 다음과 같다.

우선, 비만의 경우 약물치료적 접근과 수술적 치료가 있지만, 가장 중요한 부분은 라이프스타일이다.

다들 알다시피 비만의 가장 좋은 치료는 식이 조절과 적절한 운동이다. 다이어트를 위한 여러 가지 특별 식단, 예를 들면 덴마크 다이어트, 황제 다이어트, 간헐적 단식 등이 있지만 많은 연구자들은 하루에 500cal 정도의 칼로리 감소를 가져오는 식이가 다이어트에 도움이 된다고 보고하고 있으며, 하루에 여러 차례 먹는 것이 더 효과적이라고 이야기한다.

또한 운동은 체중이 줄어드는 것에는 큰 기여를 하지 않지만 체중이 유지되는 것에는 중요한 역할을 하는 것으로 보고되고 있다.

당뇨에 관한 연구 결과들을 보면, 라이프스타일 메디슨이 주로 영향을 주는 것은 인슐린이 적절하게 반응하지 못하는 제2형(type 2) 당뇨병이라고 할 수 있다. 그렇다고 췌장에서 인슐린을 충분히 만들지 못해서 생기는 제1형(type1) 당뇨병에 효과가 없는 것은 아니다. 당뇨병 전 단계인 사람이 자신의 상태를 이해하고 당뇨병으로 진행되지 않도록 조심하는 것이 결정적으로 중요한데, 이걸 할 수 있는 방법은 식이와 운동의 라이프스타일을 바꾸는 방법 외에는 없는 것으로 알려져 있다.

고지혈증 환자에게 필요한 처방은 포화지방산과 트랜스지방의 섭취를 줄이고 신체적 활동인 운동을 늘이는 것이다. 고혈압 환자의 첫 번째 치료 전략 역시 약물치료가 아니라 라이프스타일을 바꾸는 것이다. 고혈압 환자는 특히 염분의 섭취를 하루 2~4g, 이상적으로는 하루 1~2g으로 줄이는 것이 중요하며 흡연과 음주도 나쁜 영향을 준다.

이 외에도 뇌졸중, 만성 폐쇄성 폐 질환, 관절염, 류마티스성 관절염, 요통 등도 라이프스타일과 관련이 깊다.

암과 관련된 라이프스타일에 대한 연구도 매우 활발히 진행 중이다. 유럽 인구를 대상으로 한 대장 및 직장암 연구에서 적절한 체중, 충분한 운동, 흡연과 음주를 적게 하며 건강한 식단을 먹는 것이 발병률을 유의하게 낮추는 것으로 나타났으며, 후기 청소년기에 체질량 지수(Body Mass Index)가 높은 사람이 성인이 되어 간암을 포함한 간 질환을 앓게 될 위험이 높다는 연구도 있다. 여성에게 있어서 흡연은 유방암의 발생률을 높이는 것으로 보고되고 있다. 식이에 관련된 것뿐만 아니라 달리기가 종양의 재발을 억제하는 효과가 있다는 연구도 있다.

치매와 관련된 연구 역시, 과도하지 않은 식사가 인지기능 저하를 막아줄 수 있으며 사회적으로 활발하게 사는 라이프스타일이 인지기능 저하로부터 보호하는 역할을 한다는 다수의 보고가 있다.

우울증과 유전자에도 라이프스타일이 영향을 끼친다. 현재까지의 연구만으로도 라이프스타일이 건강과 질병에 미치는 영향은 분명하다.

향후 라이프스타일 메디슨은 기존 연구들의 이론을 검증하며, 그 신뢰도를 높이고자 하는 방향으로 진행될 것이다. 이를 통해 좀 더 신뢰도 있는 라이프스타일과 건강 간의 관계를 알 수 있고, 건강하고 아프지 않기 위해 정확히 무엇을 해야 하는지가 더욱 분명해질 것이다.

하지만 아직도 이러한 라이프스타일 메디슨의 내용을 잘 알고, 실천하는 사람들의 수는 (의사든 일반인이든) 많지 않다. 여기에는 여러 이유가 있겠지만 나는 사람들에게 정확한 정보가 부족하며, 구체적인 실천 방법을 모르고, 그에 대한 신뢰가 부족해서라고 생각한다. 하지만 이제 확실한 믿음을 가지고 분명한 근거를 가지고 있는 라이프스타일 메디슨을 이해하고 생활 속에서 실천해야 할 때이다.

습관 처방을 받은 내과 의사

나의 전공은 알레르기내과다. 알레르기내과 전문의가 된 후, 나는 선택의 기로에 섰다. 알레르기라는 확인된 질병을 가지고 있는 환자들과 만날 것인지 아니면 건강검진센터에서 아픈 사람이 아니라 건강해지고 싶은 사람들과 만날 것인지를 결정해야 했다.

쉽지 않은 결정이었다. 지금은 주요 건강검진센터에서 일하는 내과 전문의가 매우 많지만, 2002년 당시에는 내과 전문의가 건강검진센터에서 일한다는 게 일반적인 일은 아니었기 때문이다.

지인들 역시 그동안 공부해온 알레르기내과를 계속해야 한다고 나를 설득했다. 하지만 나는 건강검진센터로 가기로 했다. 새로운 일을 하기로 한 것이다. 내과 레지던트 3년 차 때부터 5년간 알레르기라는 학문에 매진해온 것은 맞지만 건강검진센터로 간다고 해서 그동안 공부해온 일을 전혀 못 하는 것도 아니었기 때문이었다.

2003년 4월 설립 준비단에서의 근무를 시작으로 지금까지 나는 건강검진센터에서 일하고 있다. 건강검진을 받은 분들에게 결과를 설명하고 생활습관의 중요성에 대하여 설명을 하지만 매년 검진을 받으시는 분들 중에 생활습관을 바꾸고 오시는 분은 별로 없었다.

그렇게 10년 가까이 지내다 보니, 뭔가 더 좋은 방법이 떠오르지 않아 답답함이 생겼다. 그 답답함을 해결해줄 수 있을 것 같은 라이프스타일 메디슨과의 만남으로 나는 다시 흥분했고, 나의 일상을 다시 한 번 돌아다보는 계기도 되어주었다.

나 스스로도 생활습관을 아주 잘 관리하고 있다고 보긴 어려운 상황이었다. 의과대학, 인턴, 레지던트, 결혼, 출산, 전임의 과정 등 바쁜 일상이 나를 늘 정신 없게 했고 스스로를 위한 좋은 생활습관에 대한 투자는 엄두도 내지 못할 상황이었다. 물론 하려고 노력은 했지만 말이다.

그래서 또 한 번, 나는 노력을 넘어선 결정을 했다. 2012년 라이프스타일 메디슨을 본격적으로 배우기 위해 미국으로 연수를 떠난 것이다. 가족과 함께 간 미국에서의 생활은 한국에서는 상상할 수도 없는 다른 삶이었다. 가장 큰 변화는 누구의 도움도 없이 우리 가족이 모든 걸 해결해야 하는 상황이었다.

라이프스타일 메디슨 분야 중 가장 중요한 식이 파트에서 특히 강조하는 것이 집에서 음식을 직접 만들어 먹는 것이다. 그리고 어떠한 재료로 요리를 하느냐가 두 번째 주요 사항이다. 건강한 재료로 건강한 음식을 해먹는 것이 중요하다.

미국에서의 일 년 동안 나는 라이프스타일 메디슨이 제시하는 식이 처방을 충실히 실천했다. 장보기 전에 필요한 재료를 적어서 제철 채소와 과일을 많이 사고, 아침에 일어나 온 가족의 점심 도시락을 쌌다. 그리고 저녁을 집에서 해먹었다.

여행을 다녔던 며칠을 빼고 일 년 내내 외식을 채 열 번도 하지 않았으니, 미션을 잘 수행했다고 할 수 있을 것 같다. 그것을 가능케 한 원칙이 있었다. 한 끼에 한 가지 메인 요리만 한다는 것이다. 7첩 반상과 같은 밥상은 차릴 수 없었다. 한 가지의 메인 요리를 건강하게 만들어 먹는 것! 그 원칙은 서울에 돌아온 후에도 쭉 지속되고 있다. 점심

도시락을 싸는 일도 물론 계속하고 있다.

라이프스타일 메디슨의 또 다른 중요 분야는 운동이다. 미국에 처음 가서 한두 달은 적응하느라 따로 헬스클럽에 가서 운동을 할 엄두를 내지 못했다. 당시 초등학교 2학년이었던 딸의 키 성장에 도움이 될까 싶어 궁여지책으로 함께 시작한 줄넘기가 유일한 운동이었다. 하루에 2천 개씩 했으니 분명 운동은 되었을 것 같다.

생활에 좀 적응이 되고 라이프스타일 코스에서 강조하는 운동 처방의 중요성을 인식하고 나자 집 가까이에 있는 헬스클럽에 등록을 했다. 다행히 걸어서 오 분도 걸리지 않는 곳에 훌륭한 운동센터가 있었다. 규칙적으로 운동을 해본 적이 별로 없었던 나지만 시키는 대로는 잘하는 장점을 살려 운동을 하기 시작했다.

미국에서의 생활은 매우 평온했다. 잠도 잘 자고 스트레스도 많지 않고, 좋은 식재료로 건강하게 먹고 나름 규칙적으로 운동도 하면서 컨디션이 눈에 띄게 좋아졌다.

그리고 일 년이 지난 후, 서울에 온 나는 깜짝 놀랐다. 특별히 다이어트를 한 적도 없는데 몸무게가 5kg 가까이 빠져 있었다. 중학교 1학년 이후 몸무게 앞 자리가 4를 찍은 적은 없었다. 단지 일 년 동안 라이프스타일 메디슨이 제시하는 습관을 지켰을 뿐인데 일어난 일이었다.

컨디션은 최상이고 몸무게는 최저라는 꿈같은 결과를 맛볼 수 있었다. 좋은 생활습관을 꾸준히 실천하기만 하면 건강해질 수 있다는 믿음이 생기는 순간이었다. 어떻게 하면 쉽게 좋은 습관을 유지할 수 있는지 노하우도 생겨 다른 이들에게 확신을 가지고 추천할 자신감도 생겼다.

PART

02

LIFESTYLE MEDICINE

하버드
의과대학 교수는
왜 요리수업을
할까?

LIFESTYLE
MEDICINE

음식은 나를 움직이게 하는
연료인데 왜 나는
저녁을 먹지 않는 것으로 살을 빼려고 했을까?

히포크라테스는 '음식이 곧 약이고 우리가 먹는 것이 곧 우리 자신이 된다'고 말했다. 그만큼 먹는 것이 중요하다는 이야기다. 라이프스타일 메디슨에서 중요하게 생각하는 것 중 하나도 '어떻게 먹느냐'이다. 미국의 라이프스타일 메디슨에서는 요리 의학 교실을 운영한다. 건강한 재료를 어떻게 고르고, 어떻게 요리해서 먹을지 의학 교수가 직접 교육하는 것이다. 식물성 재료만을 이용한 건강한 음식, 트랜스지방의 섭취를 최소화하는 요리 방법을 교육한다. 이러한 요리 의학 교실은 하버드, 스탠퍼드, 예일 등 주요 의과대학을 중심으로 운영되고 있다.

하버드가 주목한 자연식 밥상

나의 키는 163cm. 50대 초반의 한국 여성을 기준으로 보면 큰 편이다. 그런 나의 키는 초등학교 6학년 때 이미 160을 넘기고 그 이후에는 1~2cm정도만 더 자랐다. 나는 덩치가 큰 아이였다. 고도비만까지는 아니었지만 초등학교 1학년 때부터 남자아이들에게 '돼지', '거인'이라는 놀림도 곧잘 받았다.

내가 다니던 초등학교는 그 당시 농구로 이름을 날리던 학교였다.

2학년 때 담임선생님이 농구 감독이었는데, 부모님께 나를 농구선수로 키워보자는 제안을 하셨을 정도이다. 졸업할 때까지 뒤에서 몇 번째의 덩치를 자랑하던 나에게 나의 바디이미지는 '덩치 크고 뚱뚱한 아이'였다. 하지만 그때는 식이를 조절하고 운동을 해야 한다고 생각하지는 않았다.

의과대학생이 되고 졸업을 하고 인턴 레지던트 수련할 때를 돌이켜보면 어찌 그리 살았나 싶다. 정말 되는 대로 먹고 꼭 필요한 동선만 움직이고 가능한 조금만 움직이려고 하고 잠은 틈날 때 자고 자판기 커피를 하루 5~6잔씩 들이부어대며 지냈다. 물론 스트레스도 엄청나게 받았다. 담배는 피우지 않았지만 술은 종종 타의에 의해 자의에 의해 마셨다. 그렇게 60kg에 육박하는 나의 몸무게는 좀처럼 변할 기미를 보이지 않았다.

2004년 둘째 출산 후 몸무게 62kg 기록! 더 이상 건강 관리를 미룰 수 없다는 생각이 들었다. 여기서 무너지면 평생 비만한 사람으로 살아야 할 것 같았다. 그래서 도시락을 싸기 시작했다. 내가 아는 지식 안에서 건강하게, 그리고 날씬해지고 싶은 사람들이 가장 많이 하는 것처럼 먹는 양을 줄였다. 저녁은 아예 거르고 배고픔을 견디는 날도 많았다.

2012년, 미국 연수 기간 동안 참석했던 첫 강의에서 음식에 대한 거짓된 믿음과 정확한 사실을 정리해주었다. 강의를 듣고 나는 뒤통수를 맞은 것 같았다.

음식은 나를 움직이게 하는 연료라는 사실은 너무 당연한 이야기인데 왜 나는 음식의 양을 줄이고 저녁을 먹지 않는 것으로 살을 빼려고 했는지 말이다. 좋은 자동차를 사면 내 소중한 차를 위하여 고급 연료를 넣는다. 내 몸에 주는 연료인 음식 역시 최고급이어야 하지 않을까?

미국에서 일 년간 생활하면서 우리 가족은 외식을 손가락에 꼽을 만큼 했다. 밖에서 사먹지 않고, 그저 보고 배운 대로 먹었다. 하루 세 끼를 다 먹고 심지어 중간중간 간식까지 먹었다. 하루 다섯 번을 꼬박꼬박 먹었다. 일 년 뒤 나의 몸무게는 5kg이 빠져 있었다. 하루 5끼를 먹고 살이 빠지는 신기한 경험을 한 것이다.

어떻게 하면 건강하게 먹는 것일까? 나는 원시인처럼 자연식을 위주로 먹으면 된다고 말하고 싶다. 농경생활을 하던 신석기 시대를 생각해보자. 자연에서 재배한 야채와 콩류, 통곡물을 주로 먹고 사냥에 성공해야 고기나 생선을 먹을 수 있었다. 늘 사냥에 성공하는 것은 아니기 때문에 생선이나 고기는 있을 때만 먹었다. 당연히 가공식품은 먹지 않았다. 정제된 밀가루나 인스턴트 식품도 취급하지 않았다. 소금과 설탕도 없었다. 술도 없었다. 현대인을 괴롭히는 질병도 없었다.

건강한 식사의 법칙
라이프스타일 연구가 활발한 하버드 의대에서는 매끼의 50%는 다양한 종류와 색의 채소와 과일을 섭취하고 매끼 25%는 정제되지

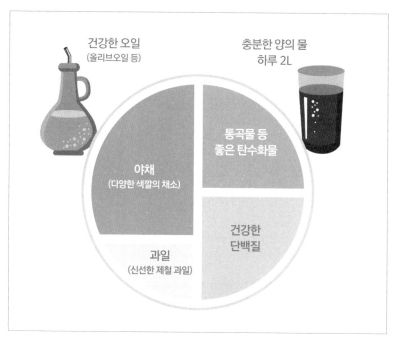

하버드 대학 라이프스타일 메디슨의 권장 식단

않은 통곡물을 먹고, 매끼 25%는 단백질 섭취를 하라고 권장한다. 또한 건강한 식물성 기름을 적당량으로 섭취하고 당분이 첨가 되지 않은 음료를 마시라고 권한다.

　하버드 대학 권장 식단의 예에서 볼 수 있듯 라이프스타일 메디슨에서 권하는 음식은 한마디로 홀푸드 다이어트whole food plant based diet 이다. 쉽게 말하면 자연 그대로의 재료 즉, 야채, 과일, 콩 등 신선한 식재료를 가지고 만든 음식을 먹고 좋은 탄수화물 즉, 통곡물을 먹고, 가능한 가공된 것(햄, 베이컨 소시지 등 가공육과 인스턴트 식품 등)과 정제된 탄수화물(밀가루, 설탕 등)은 먹지 말고 동물성 식품은 피하라는 것이다.

- 가능한 많이 먹어야 하는 것: 야채, 통곡물, 콩류, 과일, 오메가 3가 풍부한 씨앗(치아씨드, 플랙씨드 등), 카페인과 당이 없는 음료
- 가끔 먹어야 하는 것: 견과류, 코코넛, 아보카도, 말린 과일, 카페인 음료
- 가능하면 먹지 말아야 하는 것: 고기, 유제품, 계란, 마가린, 정제된 탄수화물(밀가루, 흰설탕 등), 단백질 파우더, 탄산음료, 에너지드링크

얼핏 보면 채식주의 식단 같기도 하지만 그것과는 다르다. 건강하기 위해서 건강한 음식 위주로 많이 먹고 몸에 좋지 않은 것은 조미료 만큼만 먹자는 것이다.

고기, 유제품, 달걀 등을 먹지 않고 콩만으로 단백질 섭취가 충분할 것인지 의문을 제기할 수도 있다. 하지만 우리가 이미 알고 있듯이 콩은 매우 훌륭한 단백질 식품이다. 소고기가 100g당 약 21g의 단백질을 함유하고 있는데 병아리 콩의 경우 100g당 약 20g의 단백질이 들어 있으니 결코 육류에 뒤지지 않는다. 감자, 너트, 통곡물, 심지어 브로콜리에도 단백질이 들어 있다. 모두 질 좋은 식물성 단백질이다. 때문에 라이프스타일 메디슨은 식물성 단백질로 충분히 하루 필요량을 섭취할 수 있다고 권고한다.

수분을 줄이거나 단순히 몸무게만을 줄이는 게 아닌 건강한 다이어트로 인정받은 식단들 역시 같은 내용을 강조한다. 신선한 채소와

과일을 많이 먹고 건강한 탄수화물을 먹고 포화지방, 트랜스지방 같은 나쁜 지방의 섭취를 제한하며 소금과 설탕은 가급적 사용하지 말아야 한다. 그리고 생선, 돼지고기, 닭고기는 가끔 먹고 소고기는 가능한 먹지 말라는 것이다. 물론 가공육, 인스턴트도 피해야 한다.

대표적인 건강한 다이어트

지중해식 다이어트 Mediterranean diet

1960년대 학계에서 지중해 연안 국가 즉, 그리스와 이탈리아가 미국과 북유럽 국가보다 심장혈관 질환으로 죽는 사람들이 적은 이유를 밝히려는 연구가 시작되었다. 연구 결과, 지중해 식단이 심장혈관 질환의 위험인자를 낮추는 것으로 밝혀졌고, 이 연구 결과에서 착안한 식단이다.

지중해 식단은 매일 야채, 과일, 통곡물, 견과류, 콩을 먹으며 지방은 주로 올리브오일에서 섭취하고 생선과 약간의 치즈, 유제품과 계란을 추천한다. 즉 포화지방은 적게, 식이섬유는 많이 포함한 식단이다. 또한 지중해 식단은 소고기, 돼지고기 등의 붉은 고기는 권하지 않는다.

DASH 다이어트 Dietary Approach to Stop Hypertension diet

DASH 식단은 고혈압을 예방하고 치료하는 대표적인 식사법이다. 혈압을 높이는 소금을 줄이는 동시에 혈압을 낮추는 칼슘, 마그네슘, 칼륨 등 무기질 섭취를 강조한다. DASH 식단은 충분한 야채, 과일, 저지방 유제품, 통곡물과 적절한 양의 생선, 돼지고기, 견과류를 추천한다. 붉은 고기, 단것과 지방 섭취는 최소한으로 하고, 포화지방, 트랜스지방과 염분 섭취를 줄이는 것을 강조한다.

마인드 다이어트 MIND diet

마인드 다이어트는 치매 예방에 좋은 식단이다. 지중해식 식단과 DASH 식단을 합쳐놓은 것으로 채소와 과일, 통곡물, 콩류를 충분히 섭취하고 육고기와 포화지방, 단 음식을 제한하고 식단에서 염분 섭취를 줄이는 것이다. 주로 호두, 땅콩 등의 견과류와, 블루베리, 그리고 삶은 대구처럼 두뇌 건강에 좋아 뇌 인지능력 저하를 막아주는 식품으로 구성된다.

비만이어서 체중을 줄이고 싶을 때, 건강검진 결과 당뇨병은 아니지만 당뇨 전 단계라서, 혹은 콜레스테롤이 높다는 신난을 받아 식단을 바꿔야 할 때, 이것도 먹지 말아야 하고 저것도 먹지 말아야 한다고 생각하면 일단 실천하기 싫어진다. 다이어트를 시작하면 배가 더 고파지는 것과 같은 현상이다.

이럴 때는 무엇을 '먹을지'를 고민하자. 이제껏 경험하지 못했던 새로운 음식에 눈을 돌려보자. 그러기 위해 우선 건강한 음식은 맛이 없다는 편견을 버려야 한다. 음식에 대한 모험이 시작되었다고 생각하고 여러 가지 새로운 음식을 시도해보자.

채소마다 고유의 맛을 가지고 있다. 예를 들어 잎채소도 단맛, 쌉쌀한 맛, 쓴맛 등 여러 가지 맛이 있다. 쌈을 싸 먹을 때 무조건 쌈장을 넣어 먹어야 한다고 생각하니 야채 맛이 쌈장 맛에 가려 채소 각각의 맛을 느끼지 못하는 것이다.

가능한 나의 상황에 맞게 좋은 음식을 챙겨먹고 더 맛있게 먹으면 된다. 좋지 않은 음식은 그냥 적게 먹으면 된다.

여기에 한 가지 더 기억할 것은 '짜지 않게 먹는 것'이다.

소금, 식탁 위의 살인자

서울대학교병원 신장내과의 한 교수님은 일 년 동안 하루도 빠지지 않고 하루에 두 번 소변의 나트륨 양을 측정했다. 불필요한 소금은 소변으로 전부 배출되기 때문에 얼마나 많은 소금을 먹었는지 확인할 수 있기 때문이다. 측정 결과, 어떤 날은 소변 염도가 7480mg까지 급격히 치솟고 어느 날은 1574mg으로 현저히 떨어졌다. 하루 나트륨 권장량은 2000mg. 이렇게 염도 차이가 나는 원인은 외식의 유무였다. 외식이나 회식을 한 다음 날에는 어김없이 소변 염도가 상승했다. 외식을 하면 나트륨을 과다하게 섭취하게 된다는 이야기다.

나트륨은 체내에서 몸 속의 수분량을 조절하고 신경의 신호 전달을 도우며 근육에 신경 자극을 전달함으로써 근육을 잘 움직이도록 한다. 또한 소화된 포도당이나 아미노산 등 영양소의 흡수를 돕는다. 하지만 과다한 염분 섭취는 혈압을 높이고 심장혈관과 뇌혈관 질환의 위험성을 높이며 신장 기능이 안 좋은 환자에게서는 신장 기능을 더 빠르게 악화시킨다.

또한 나트륨은 위암의 위험을 높인다. 염분 섭취가 증가할수록 소변으로 빠져나가는 칼슘 양이 많아져 요로결석 형성과 골다공증을 유발하는 요인이기도 하다.

WHO의 하루 나트륨 섭취 권장량은 2000mg이다. 질병관리본부 국민건강영양조사에 따르면 2017년 한국인 하루 평균 나트륨 섭취량은 3669mg으로 WHO 권장량의 배가 되는 아주 높은 수치이다(2005년 한국인 하루 평균 나트륨 섭취량 5260mg에 비하면, 섭취량이 많이 줄어들긴 했다). 우리는 왜 이렇게 나트륨 섭취량이 많은 걸까?

우리가 일상생활에서 쉽게 접할 수 있는 음식의 나트륨 함량을 안다면 그 이유를 쉽게 찾을 수 있다. 우리가 흔히 먹는 짬뽕 한 그릇의 나트륨 함량은 4000mg, 하루 권장량의 두 배이다. 짜장면은 2393mg으로 짬뽕보다는 적지만 이 역시 하루 권장량을 넘는다. 소고기 육개장, 감자탕, 부대찌개의 나트륨 함량도 2000mg이 넘는다. 우리가 흔하게 접하는 음식 중에 국수와 국물 음식은 대개 나트륨이 많다고 생각하면 된다.

또 한 가지 생각해야 할 것은 가공식품이다. 가공식품은 신선식품에 비해 나트륨 함량이 매우 높다. 가공하는 과정에서 맛이나 색을 더 좋게 하고 오래 보존하기 위해 나트륨을 넣기 때문이다.

예를 들면 100g의 돼지고기를 구웠을 때 나트륨은 함량은 34mg

이지만, 같은 양의 햄에는 1203mg의 나트륨이 들어 있다. 토마토 100g의 나트륨은 5mg이지만, 같은 양의 토마토 주스에는 63mg, 토마토 케첩에는 1977mg의 나트륨이 있다. 나트륨 섭취를 줄이기 위해서라도 가능하면 신선한 재료 그대로 먹자.

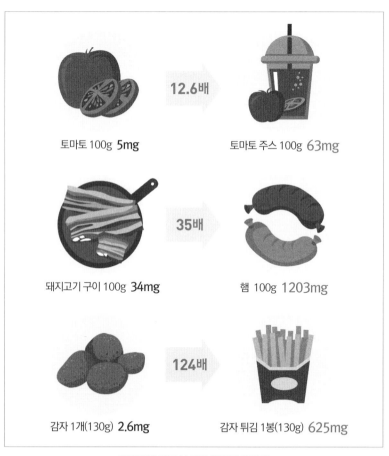

토마토 100g **5mg**   12.6배   토마토 주스 100g **63mg**

돼지고기 구이 100g **34mg**   35배   햄 100g **1203mg**

감자 1개(130g) **2.6mg**   124배   감자 튀김 1봉(130g) 625mg

조리법에 따른 나트륨 함유량의 변화

천송이가 치맥에 빠진 이유

대표적인 한류드라마 〈별에서 온 그대〉의 여주인공 천송이가 상심할 때마다 찾는 메뉴가 치킨과 맥주, 일명 '치맥'이다. 드라마 속 천송이가 시도 때도 없이 치맥을 부르짖는 바람에 중국에서도 한때 치킨 가게가 문전성시를 이룰 정도였다고 한다.

그런데 치킨과 맥주가 환상의 커플이 된 진짜 이유는 따로 있다. 바로 소금 덕분이다. 우리가 매우 좋아하는 치킨에는 엄청난 양의 소금이 들어 있다. 조리 과정을 살펴보면, 닭고기 밑간을 할 때 소금이 들어가고 반죽에도 소금이 들어가고 양념에도 소금이 들어간다. 게다가 프라이드치킨은 소금에 찍어 먹기도 한다.

이렇게 많은 소금이 조리할 때 들어가는데, 숨어 있는 소금이 또 있다. 2014년 MBC의 〈불만제로〉라는 프로그램에서 '나트륨 범벅 치킨'에 대해 보도한 적이 있다. 그 내용을 바탕으로 치킨에 숨겨진 소금을 추적해보면 이렇다. 닭을 도살하기 전에 소금을 먹인다. 소금을 먹은 닭은 물을 많이 먹게 되어 무거워진다. 제품 가격을 올리려는 꼼수다. 도살 후에는 고기의 색깔과 식감을 좋게 하려고 소금 절임 과정을 거치는데, 이 소금 절임 과정이란 게 주원료인 정제 소금과 나트륨 화합물질을 넣어 생닭을 재워두는 것이다. 1차 소금 절임을 거친 생닭의 속까지 염지제가 스며들도록 수백 개의 바늘이 달린 기계로 한 번 더 염지제를 투입하여 고기를 더 맛있게 만든다.

물론 소금 절임이 법으로 금지된 것은 아니다. 하지만 조리 과정에서 너무 많은 소금이 투입되고 있다는 것이 문제다. 소금 절임을 하지 않은 육류의 1인분 나트륨 함량은 75mg이지만, 소금 절임 후 나트륨 함량은 384mg이다.

소금이 많이 들어 있는 닭고기를 튀기면 물이 빠져나가면서 단위 g당 소금의 농도가 증가해 짠맛이 강해진다. 하지만 짠맛을 가려주는 기름 덕분에 우리는 짠맛을 덜 느끼게 되어 많이 먹게 된다. 하지만 우리 몸은 혀를 속이고서 무사통과한 짠맛을 알고서, 갈증을 느낀다. 그래서 치킨만 먹으면 시원한 맥주나 청량음료 한 잔이 간절해지는 것이다.

혀도 길들이기 나름

짠맛을 선호하는 한국인의 입맛을 바꿀 수 있다? 불가능할 것 같지만 의학적인 근거가 있는 말이다. 우리 혀에서 맛을 인지하는 '맛봉우리'를 길들이면 된다. 맛봉우리에는 1000여 개의 세포가 있다. 이 세포는 보통 8~12일, 길게는 3주 동안 살다가 새로운 세포로 교체된다. 소금을 먹지 않은 처음 며칠 동안은 이 세포들이 소금을 원해 일상적으로 먹었던 국물 음식이 자꾸 생각나고 먹고 싶다.

하지만 일주일 정도 지나면 소금 맛을 아는 세포들이 하나 둘 없어지기 시작하고 짠맛에 길들여지지 않은 새로운 세포들이 생겨나면서 짭짤한 국물 음식과 패스트푸드를 간절히 먹고 싶었던 마음이 사그라지게 된다.

이렇게 얼마 동안 소금을 먹지 않으면 우리의 입맛은 자연스럽게 소금과 멀어진다. 소금 맛을 완전히 지우는 데는 약 12주의 시간이 필요하다. '12주 동안 짠 것을 어떻게 참아?'라고 생각하면 막막하고 못할 것 같다. 하지만 매일 아침 '오늘 하루만 짜지 않게 먹자!'라고 다짐하며 하루하루 견디다 보면 점점 더 참는 것이 쉬워지는 것을 느낄 수 있을 것이다.

이렇게 소금을 덜 먹으면 실제로 여러 질환 발생의 위험을 줄일 수 있다. 나트륨 섭취를 하루 1200mg 줄이면 뇌졸중의 위험이 13% 감소하고, 3600mg 줄이면 30% 가까이 줄일 수 있다는 보고가 있다.

또한 영국에서는 하루에 섭취하는 나트륨의 양을 2001년 3800mg에서 2011년 3240mg으로 15% 줄였을 때, 뇌졸중은 40% 감소하고, 허혈성 심장 질환은 42%나 감소하는 놀라운 변화를 확인할 수 있었다.

죽염이 일반 소금보다 건강에 더 좋을까?

우리가 일상생활에서 사용하는 소금은 크게 다섯 가지로 분류된다.

- **천일염** 염전에서 바닷물의 자연 증발로 얻어진 소금이다.
- **꽃소금** 천일염을 물에 녹여 불순물을 없앤 후 가열해 결정화시킨 소금이다.
- **구운 소금** 대나무 통 등에 천일염을 넣어 섭씨 800도 이상의 고

온에서 가열한 소금으로 죽염이 대표적이다.

- **정제소금** 전기분해를 통해 염화나트륨만 얻어낸 소금으로 맛소금이라고도 불린다.
- **가공소금** 영양 성분을 높이거나 맛을 내기 위해 식품첨가물을 넣은 소금으로 저염소금이나 함초소금 같은 것이 여기에 해당된다.

이중 죽염은 다양한 미네랄을 포함하고 있어 흔히 건강에 이로울 것으로 기대한다. 물론 죽염에는 혈관 확장을 돕는 칼륨을 비롯해 혈압을 낮추는 데 도움을 주는 영양소인 칼슘, 마그네슘 등이 포함되어 있다. 하지만 이런 미네랄 소금 또한 주성분은 염화나트륨으로 나트륨의 함량이 천일염과 비교해볼 때 크게 다르지 않기 때문에 죽염 등의 소금을 사용한다고 해도 일반 소금과 마찬가지로 사용량에 주의해야 한다. 죽염이 질병을 예방하거나 치료에 효과가 있다는 광고에 현혹되지 말아야 한다. 소금은 소금이다.

최근에는 염화나트륨 대신 염화칼륨을 사용해 짠맛은 그대로이면서 나트륨 함량을 줄인 저염소금도 판매되고 있다. 저염소금은 저나트륨 식에는 도움이 되지만 나트륨 함량이 낮은 대신 칼륨 함량이 일반 소금보다 월등히 높기 때문에 신장 질환이나 특정 혈압약 또는 이뇨제 복용 등으로 칼륨 섭취를 제한 받는 사람은 의사와 상의 후 섭취해야 한다. 또한 소금 선택 시 포장지에 표시된 염화칼륨 등의 함량을 반드시 확인하고 구매해야 한다.

"소스는 따로 주세요"_일상 속 소금 줄이기

나트륨을 줄이기 위해서는 어떻게 해야 할까? 매일 도시락을 싸가지고 다닐 수도 없고 밥을 안 먹을 수도 없다면 전략적인 접근이 필요하다.

일단 식당을 정할 때 짜고 자극적인 음식이 적은 곳으로 해야 한다. 식당에서 메뉴를 선택할 때도 가능한 나트륨이 적은 메뉴를 선택한다. 주문할 때 "싱겁게 조리해주세요" 또는 "소스는 따로 주세요"라고 한마디만 더하면 쉽게 나트륨 섭취를 줄일 수 있다.

이런 말을 꺼내는 게 처음에는 어려울 수 있다. 내가 아주 까다로운 손님이 된 것 같은 생각이 들고 남들 보는 눈도 있으니 미뭇거리게 된다. 하지만 내 건강을 위해 하는 것인데 안 할 이유가 없다. 일단 해보자. 미리 조리해놓은 것이라 싱겁게는 안 된다고 하는 식당도 많다. 그럼 어쩔 수 없다. 다음을 기약하는 수밖에.

사회 생활을 하다 보면, 식당 선택을 내 마음대로 하지 못하는 경우도 많다. 이럴 땐 무조건 원칙을 내세울 것이 아니라 메뉴나 식사법을 조금만 바꾸어주자. 남들의 눈총을 받지 않고서도 성공적인 소금 줄이기를 실천할 수 있다. 다음은 외식 시에 활용할 수 있는 메뉴별 나트륨 줄이기 전략이다.

한식

- 국이나 찌개는 되도록 건더기만 먹는다. 국물에만 나트륨 약 400mg가

들어 있다.

- 자반 구이보다 신선한 생선 구이를 선택한다. 생물과 비교해 말린 생선에는 3배 이상의 나트륨이 함유되어 있다.

- 젓갈이나 장아찌류는 먹지 않는다.

- 고기집에 가면 생고기를 먹는다.

  ➡ 양념 갈비나 불고기보다는 생고기 구이 먹기

- 김치를 적게 먹는다.

- 같은 재료라도 가능한 짜지 않은 메뉴를 선택한다.

  ➡ 돼지고기 고추장볶음보다는 돼지고기 보쌈 먹기

- 고추장이나 간장 등 양념장을 가급적 적게 넣는다

  ➡ 비빔밥에 고추장 넣지 않고 먹기, 순두부에 양념장 넣지 않고 먹기

중식

- 면 요리는 국물 이외에도 면 자체의 나트륨 함량이 높으므로 가능한 피한다. ➡ 짬뽕보다는 새우 볶음밥

- 소스가 진한 음식이나 볶음 요리 대신 찜 요리를 선택한다.

- 덮밥류를 먹을 때는 소스를 다 비비지 말고 남긴다.

- 짜사이 무침이나 단무지를 가능한 적게 먹는다.

일식

- 간장을 물로 희석하고 고추냉이를 넣는다.

- 장국, 매운탕, 맑은 탕 등 국물 요리는 건더기만 먹는다.
- 국수에는 국물 이외에도 국수 면에 나트륨 함량이 높으므로 가능한 면류는 피한다.
- 덮밥류를 먹을 때는 소스를 다 비비지 말고 남긴다.

양식

- 샐러드 소스는 따로 놓고 찍어 먹는다.
- 소스가 진한 것은 가능한 피하고 신선한 재료 그대로의 맛을 유지한 메뉴를 선택한다. ➡ 스테이크, 신선한 생선구이 등
- 햄, 베이컨, 소시지 등 가공육이 들어간 음식은 피한다.

각종 덮밥이나 김밥, 찌개류 같은 배달음식의 나트륨 함량도 상당히 높은 편이니 가급적 섭취를 피하는 것이 좋다.

한국인이 즐겨먹는 배달 음식의 나트륨 함량 (1인분 기준)

밥류	면류	찌개, 탕류
김치볶음밥 1,792mg	짬뽕 4,000mg	소고기 육개장 2,876mg
오징어덮밥 1,623mg	물냉면 2,616mg	부대찌개 2,664mg
제육덮밥 1,536mg	짜장면 2,392mg	감자탕 2,631mg
알밥 1,339mg	우동 2,390mg	선짓국 2,519mg
볶음밥 1,203mg	비빔냉면 1,664mg	된장찌개 2,021mg
김밥 833mg	쫄면 1,346mg	김치찌개 1,962mg

그럼 집에서 식사를 할 때 실천할 수 있는 나트륨을 줄이는 방법에는 무엇이 있을까? 우선 재료를 구입할 때 가능한 신선식품을 구매하고, 식품 자체의 신선한 맛을 살려서 요리하는 것이 좋다.

요리를 할 때 저염 양념장과 소스를 사용하면 맛을 지키면서도 나트륨 섭취를 낮출 수 있다. 또, 낮은 온도에서 짠맛이 더 민감하게 느껴지므로 조리 후 식힌 다음 음식의 간을 한다.

메뉴도 조림보다는 구이나 찜 요리를 선택하고 다양한 식재료의 천연 향신료를 활용한다. 식탁에 젓갈, 장아찌, 김치 등 나트륨이 많은 음식을 가능한 올리지 않는다. 있으면 몇 번이고 집어먹게 되는 게 이런 류의 음식들이다.

식사를 할 때는 국, 찌개, 면류의 국물은 가급적 남긴다. 또 양념장은 가능한 적게 먹는다. 이러한 사소한 변화들이면 충분하다. 소금을 줄이기 위해 결코 맛을 포기하거나 일상의 즐거움을 전부 포기할 필요는 없다.

탄수화물 중독에서 탈출하라

48세 CEO K씨는 밀가루 음식을 매우 좋아해서 일주일에 4번 이상 점심에 국수나 수제비를 먹고 식사 후에는 설탕이 들어간 커피와 케이크를 즐겼다. 회의 중에는 간식으로 과자나 초콜릿을 먹지 않으면 집중이 안 되고, 야식으로 라면이나 단 빵을 먹어야 하루 일과를 마친 것 같다고 했다. 그의 건강검진 결과는 어떻게 나왔을까?

비만, 복부비만과 체지방률 상승, 혈당 상승과 중성지방 상승, 그리고 심한 지방간이었다. 정제된 탄수화물을 과도하게 섭취한 것이 주요 원인이었다.

위에 제시한 환자가 보여준 식습관은 사실 흔한 사례다. 밀가루 중독이라는 말이 있을 정도로 남녀노소를 불문하고 너무나 많은 사람들이 밀가루 음식을 즐기고 있다. 누구나 한 번쯤 국수나 빵 등 밀가루 음식을 좋아하는데 이상하게 먹으면 먹을수록 더 많이 먹고 싶고, 쉽게 허기가 지는 것 같다고 느낀 적이 있을 것이다.

빵이나 과자, 아이스크림, 케이크, 설탕에 들어 있는 탄수화물은 단순당으로, 정제된 탄수화물이다. 정제된 탄수화물을 먹으면 우리의 뇌는 마약을 투약하거나 보상을 받았을 때 자극을 받는 부위가 활성화된다. 즉 단맛이 강한 음식을 먹으면 뇌의 쾌감을 느끼는 부위가 활성화되는데 그 때문에 계속 단맛이 나는 탄수화물을 찾게 되는 것이다.

정제된 탄수화물을 먹으면 우리 몸에 어떤 변화가 생길까? 혈중 포도당 농도가 급격히 상승하고 또 급격히 하락한다. 혈당이 급격히 상승하면 혈당 조절을 위해 췌장에서 인슐린이 많이 분비되어 혈당이 급격히 낮아지고 배가 고파지면서 다시 탄수화물을 찾게 되는데 이것이 결국 당뇨, 비만의 원인이 된다.

탄수화물로부터 벗어나는 방법

첫째, 몸에 안 좋은 정제된 탄수화물을 끊어야 한다. 밀가루 안 먹기가 키 포인트이다. 예를 들면 점심 메뉴로 짜장면, 스파게티, 피자 대신 쌈밥 정식, 통밀로 만든 샌드위치 등을 선택하면 된다.

몇 십 년 동안 먹던 정제 탄수화물을 하루아침에 먹지 않는 것은 매우 어렵다. 갑자기 밀가루 음식을 평생 먹지 말라고 하면 누구나 불가능하다고 생각한다. 하지만 하루 이틀 안 먹는 건 가능하다. 일단 짧은 기간 정제된 탄수화물을 끊고, 정말 먹고 싶을 때 먹고 다시 먹지 않는 기간을 점점 늘려간다.

그렇게 서서히 정제된 탄수화물을 끊는 것이다. 또한 배가 고프면 좋아하는 음식을 폭식하기 쉽기 때문에 규칙적으로 건강한 식사를 하는 것이 중요하다.

둘째, 몸에 좋은 탄수화물을 먹는다. 몸에 좋은 탄수화물이란 복합탄수화물이다. 잡곡밥, 현미밥, 오트밀, 통밀로 만든 빵을 말한다. 이 음식들은 씹을수록 단맛이 난다. 하지만 좋은 탄수화물이라도 너무 많이 먹지 않는 것이 중요하다. 우리가 하루에 꼭 필요한 탄수화물의 양은 약 100g이다. 한 끼에 잡곡밥 반 공기 정도를 지키는 것이 좋다.

셋째, 간식에서 당 섭취를 줄이는 게 포인트다. 무심히 마시는 음료수, 커피 한 잔 등 소소한 일상 속 당 섭취를 줄여야 한다. WHO는 하루 섭취 첨가당의 양을 50g 이하로 권고했다. 2015년에는 25g 아래로 줄이면 더 좋다고 했다.

반면, 우리 국민의 하루 평균 당 섭취량은 2013년 기준 72.1g, 각설탕 24개 분량이다. 우리가 흔히 먹는 오렌지주스 한 잔에 든 당의 양은 20g, 콜라 250ml에 25g, 프라프치노 커피 280ml에 32g의 당이 들어 있다.

식사 후 습관처럼 단것을 먹는 것을 멈추어야 한다. 회의 시간에 무심히 마시는 음료수 한 잔만 신경 써도 당분 섭취를 많이 줄일 수 있다. 또한, 과일에도 당분이 많다는 점을 기억하여 한 번에 먹는 과일의 양노 소셜하사.

넷째, 밥 한 숟가락 뜨기 전에 먼저 채소나 단백질을 먹는다. 식사를 시작한 후 포만감을 느낄 때까지는 20분 정도의 시간이 필요하다. 채소와 단백질을 먼저 먹어 포만감을 느낄 때쯤 탄수화물을 먹으면 탄수화물의 양을 조절할 수 있다. 탄수화물! 꼭 필요한 만큼만 먹어야 중독에서 벗어날 수 있음을 명심하자.

김선신 교수가 제안하는

밀가루 줄이기 처방전

➡ 점심 메뉴는 짜장면, 스파게티, 피자 대신 쌈밥 정식, 통밀 샌드위치 등으로 바꾼다.

➡ 칼국수, 수제비 등 메뉴가 밀가루 음식만 있는 식당 은 가능한 가지 않는다.

➡ 국수가 너무 먹고 싶다면 통밀의 함량이 높은 국수 를 먹는다.

➡ 국수를 끊기 힘들다면, 걸어서 10분 거리의 식당에 서 일주일에 한두 번 정도 먹는다.

➡ 장볼 때 라면, 과자, 빵 등 밀가루로 만든 것은 사지 않는다.

➡ 밀가루 음식이 먹고 싶으면 집 근처 편의점에서 그 때 그때 사서 먹는다.

알코올은
발암물질

다음은 어느 대기업 홍보 담당 이사(54세, 남성)의 건강검진 결과다.

- 키 172cm, 몸무게 95kg ➡ 고도 비만
- 혈압 139/89 ➡ 높은 정상혈압
- 혈당 120 ➡ 당뇨병 전 단계
- LDL 콜레스테롤 198 ➡ 즉시 치료 요망

생활습관 개선이 시급한 환자였다. 먼저 술을 얼마나 마시는지 물어보았다. 그는 이렇게 답했다. "저는 업무 때문에 매일 소맥을 20잔 이상 마십니다. 일을 안 할 수는 없지 않나요? 매일 아침 헬스클럽에서 한 시간씩 걷고 있어요. 식이는 조절하려고 하지만 계속 실패해요. 술을 안 마실 수는 없어요."

나는 되물었다. "한 번 모임을 할 때 소맥 20잔을 마시는 것과 15잔 마시는 것이 차이가 있을까요?"

주 5일 모임이 있다고 가정할 때 하루 5잔의 소맥을 덜 마신다면 일주일이면 25잔, 4주면 100잔, 일 년이면 1300잔을 덜 마실 수 있다. 생각보다 매우 많은 양이다. 나는 그에게 의사로서 어떻게 하면 술

을 줄일 수 있는지 전략을 제시해야 했다.

 술을 많이 마시면 기분이 좋아지고 웃음이 많아지고 목소리가 커진다. 더 많이 마시면 움직임이 둔해지고 발음이 부정확해지며 했던 말과 행동이 기억나지 않고, 다음 날 일어났을 때 머리가 아프고 어지럽다고 느끼게 된다. 이러한 변화는 알코올이 우리 뇌에 영향을 주어 생기는 증상이다.

 정상인과 장기간 많은 양의 술을 마신 사람의 뇌 MRI 사진의 측두엽을 비교해보면 정상인의 뇌는 정상 조직으로 꽉 차 있는 반면에 술을 장기간 많이 마신 사람의 뇌는 뇌 손상으로 인해 쪼그라들고 뇌척수액이 채워져 있는 뇌실은 크기가 커져 있는 것을 확인할 수 있다.

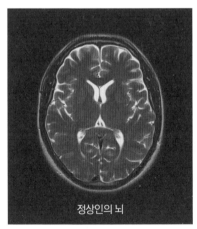 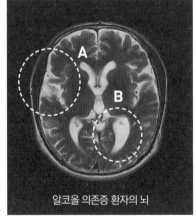

정상인의 뇌 / 알코올 의존증 환자의 뇌

대뇌 피질 MRI 비교
알코올 의존증 환자의 뇌는 측두엽이 확연히 줄어들고(A), 뇌실이 커져 있다(B).

균형감각을 담당하는 소뇌와 기억력을 담당하는 대뇌 변연계, 판단과 문제 해결과 기억력을 담당하는 대뇌 피질은 특히 알코올에 취약한 부위다.

알코올로 인한 뇌 손상은 술을 끊어도 정상으로 돌아오지 않는다. 장기적으로 술을 많이 마시면 뇌세포 손상과 함께 뇌가 줄어들어 움직임이 둔해지고, 온도 조절에 문제가 생기고, 기억력과 인지기능 장애가 생긴다.

알코올이 우리 몸에 들어오면 제일 바빠지는 장기는 간이다. 알코올을 분해하면서 나온 독성물질이 간세포를 손상시켜 술을 계속 마시면 지방간과 알코올성 간염의 위험이 커지고 간 섬유화가 생기면서 산경변으로 진행되며 황달, 간암의 위험도 커진다. 알코올에 의한 간 손상은 술을 끊으면 더는 진행되지는 않지만 한 번 생긴 간 경변은 치료되지 않는다. 돌이킬 수 없다.

알코올은 심장에도 영향을 준다. 우리 심장은 하루에 십만 번 정도 뛰고 약 7600L의 피를 몸으로 짜내는데, 알코올은 이렇듯 많은 일을 하는 심장에 영향을 주어 부정맥, 고혈압, 뇌졸중, 심근병증의 위험을 높인다.

술을 적당히 마시면 심장에 좋다는 이야기가 있다. 심장에 좋다고 해서 일부러 매일 와인 한 잔씩 마시는 분들도 있다. 일부는 맞는 말이다. 남자는 하루 2잔 이하 여자는 하루 1잔 이하의 술이 좋은 콜레스테롤인 HDL 콜레스테롤을 높여 관상동맥 질환의 위험을 낮춘다고 한다.

하지만 이는 아무런 병이 없는 사람의 경우에, 그것도 심장에만 해당되는 이야기이다. 매일 술을 마시면 알코올 의존성이 생길 수 있고 다른 장기에 좋지 않은 영향을 주기 때문에 결코 권장하지 않는다.

알코올은 발암물질이다. 알코올을 많이 마실수록 구강암, 후두암, 식도암, 간암, 유방암에 걸릴 확률이 높아진다. 술을 하루 5잔 이상 마시면 대장암의 위험이 커지며 담배와 술을 함께 하는 경우 더 심각해지는데, 특히 구강암과 후두암 발생 위험이 커진다.

알코올은 췌장세포를 손상시켜서 췌장의 기능을 저하시키고 급성/만성 췌장염, 췌장암의 위험도 커지게 한다. 당뇨병 발생의 위험도 커지며, 또한 면역력 저하, 성욕 감퇴, 고환 위축, 골다공증, 근육 위축의 위험도 높인다.

잠이 잘 안 올 때 수면제 대신 술을 마시고 자는 분들이 있다. 하지만 알코올은 오히려 깊은 수면을 방해한다. 술에서 깰 때 잠도 깨어, 자고 일어나도 피곤함을 느끼게 되므로 잠이 안 오더라도 술로 해결하려 하지 말아야 한다.

그렇다면 술은 얼마나 마셔야 할까? 결론부터 말하자면 술은 마시지 않을수록 좋다. 하지만 사회생활을 위해 꼭 필요한 경우, 혹은 즐거움을 위해 마신다면 65세 이하 남자는 한 번에 4잔 이하, 그리고 일주일에 14잔 이하로 마시고 65세 이상의 남자와 여자는 한 번에 3잔 이하, 일주일에 7잔 이하로 마셔야 한다.

"어떻게 일일이 세면서 마시나요?"라고 묻는 분들이 많다. 내가 강조하고 싶은 부분은 가능한 술을 덜 마셔야지 생각하는 것과 아닌 것에 차이가 있다는 것이다. 술자리에서 한두 번 파도 타기를 하지 않고, 누가 권하지도 않는데 스스로 마시는 것부터 하지 않도록 노력하면 된다. 좋은 분위기를 유지하는 정도로 가능한 적게 마시는 것을 생활화해야 한다. 매일매일 마시는 술의 양을 조금씩 줄인다면 놀라운 변화를 경험하게 될 것이다.

김선신 교수가 제안하는

절주 처방전

➡ 술 약속에 가기 전에 오늘 몇 잔 마실지 목표를 정한다. 65세 이하 남자는 한 번에 4잔 이하(일주일에 14잔 이하)로, 65세 이상의 남자와 여자는 한 번에 3잔 이하(일주일에 7잔 이하)로 마신다.

➡ 배가 고프면 술을 빨리 마시게 되니 밥을 먼저 먹은 후 술을 마신다.

➡ 파도를 타지 않는다.

➡ 원샷을 하지 않는다.

➡ 폭탄주를 만들어 마시지 않는다.

➡ 알코올 함량이 낮은 술을 선택한다.

➡ 모임을 1차에서 마무리한다.

의사의 음식 처방

① 단백질

건강을 유지하기 위해서는 충분한 단백질을 먹어야 한다. 단백질은 인체에 물 다음으로 필수 불가결한 요소이다. 대부분의 신체 조직을 구성하는 세포에 절대적으로 필요하기 때문이다. 단백질은 세포뿐 아니라 뼈, 근육부터 인대, 모발, 치아에 이르기까지 신체 여러 조직의 성장과 유지에 사용된다.

또한 단백질은 세포가 고유한 기능을 하는 데에도 중요한 역할을 한다. 단백질의 구성 요소인 아미노산은 우리 몸에 효소를 만들고, 이 효소들은 신체 내의 생명활동에 다양한 영향을 준다. 또한 질병을 막아주는 면역세포의 주요 구성 성분이자 항체를 만드는 주재료가 된다.

단백질은 1g당 4kcal의 에너지원이 되기도 하며 탄수화물이 부족할 때에는 포도당으로 분해되어 뇌와 적혈구에 에너지를 공급하기도 한다.

그렇다면 단백질을 얼마나, 어떻게 먹어야 할까? 2015년 한국인 영양소섭취기준에 따르면 단백질 권장 섭취량은 1일 체중 1kg당 0.91g이다. 체중이 70kg이라면 하루 약 63g의 단백질이 필요하다.

매끼 밥을 먹는다면 하루에 잡곡, 현미 등 곡류에서 약 10~20g

의 단백질을 얻을 수 있다. 두부, 콩 등 식물성 단백질과 어육류를 매 끼 먹어야 한다. 생선 작은 것 한 토막, 소고기 탁구공 크기 한 덩이, 달 걀 1개, 두부 1/5모, 콩 20알에 단백질 8g 정도가 들어 있다. 동물성 단백질과 식물성 단백질을 골고루 먹되 붉은 고기는 가능한 한 번에 100g 즉, 식당에서 고기 1/2인분 정도를 기름이 없는 부위로 먹는 것 을 권한다.

식탁에 자주 오르는 육류의 기름이 적은 부위

- **소고기** 목심, 채끝, 안심, 우둔, 설도, 사태
- **돼지고기** 등심, 앞다리 살, 뒷다리 살
- **닭고기** 가슴살, 안심, 어깨살

동물성 단백질과 식물성 단백질을 골고루 먹고, 비타민 D가 풍부 한 식품을 함께 먹기를 권한다. 비타민 D는 골다공증 예방에 중요할 뿐만 아니라 근육세포의 단백질 합성을 촉진하는 등 근육 대사 활동 에도 중요한 역할을 하기 때문이다. 비타민 D는 등 푸른 생선, 버섯류, 달걀 노른자 등에 많이 함유되어 있다.

② 식이섬유

우리 몸에서 혈액이 지나다니는 혈관 길이는 총 12만 km 정도이

며 이는 지구 세 바퀴를 감을 수 있는 길이이다. 혈액은 이 혈관을 지나다니며 산소와 영양분을 세포에 공급한다.

혈관을 건강하게 하는 대표 음식은 식이섬유가 풍부한 음식이다. 식이섬유는 탄수화물, 단백질, 지방, 비타민, 무기질, 수분의 6대 영양소에 비견될 정도로 중요한 제7의 영양소로 인식되고 있다. 1953년 영국 의사 힙슬레이Hipsley가 식물 속에 분포하는 섬유질 중 사람이 먹을 수 있는 섬유질을 식이섬유라고 지칭하면서 처음 알려진 이 성분은 이때만 해도 영양학적 가치가 없는 것으로 판단했다.

하지만 1985년 세계보건기구(WHO)는 식이섬유를 '인간의 소화 효소로 분해되지 않는 식품 중 고분자의 난소화성 성분'으로 정의하고, 식이섬유의 효능을 인정했다.

식이섬유는 혈중 콜레스테롤을 낮춰 심혈관 질환을 예방한다. 심근경색 생존자의 식이섬유 섭취와 사망률에 대한 연구에서 1일 식이섬유 섭취량을 10g 늘렸을 때 사망률이 15% 감소한다는 연구 결과가 나온 바 있다. 즉 심장병의 예방과 재발 방지를 위해서는 식이섬유 섭취가 매우 중요하다.

식이섬유가 우리 몸에 들어가면, 수용성 식이섬유가 지방의 소화 흡수를 돕는 담즙과 결합해 몸 밖으로 배출된다. 그렇게 되면 우리 몸은 담즙이 부족해지고 담즙을 만들기 위해 그 원료인 콜레스테롤을 사용하면서 혈중 콜레스테롤 수치를 낮아지게 한다.

식이섬유는 물에 녹지 않는 불용성 식이섬유와 물에 녹는 수용성 식이섬유의 두 종류가 있다. 불용성 식이섬유는 통곡물과 견과류에 많이 들어 있으며 수용성 식이섬유는 과일, 채소에 많이 들어 있다. 수용성 식이섬유를 하루 평균 5~10g 더 먹으면 동맥경화를 유발하는 나쁜 콜레스테롤인 LDL콜레스테롤이 약 5% 낮아진다는 보고가 있다.

그렇다면 식이섬유를 얼마만큼 먹어야 건강에 좋을까? 미국 심장병 협회에서는 심장 질환 환자의 치료 및 예방을 위한 식이섬유 섭취 지침을 발표했는데, 섬유질이 풍부한 잡곡, 채소, 해조류 등으로 하루 20~30g의 식이섬유 섭취를 권장하고 있다.

한국인 1일 식이섬유 권장량은 25g로, 우리가 주식으로 먹는 흰쌀밥 한 공기에는 1.2g의 식이섬유가 들어 있다. 쌀밥으로만 25g의 식이섬유를 섭취하려면 21그릇을 먹어야 한다는 이야기다. 그럼 현실적으로 어떻게 하면 식이섬유 섭취를 늘릴 수 있을까?

첫째, 흰 쌀밥 대신 콩, 보리, 현미 등을 섞은 잡곡밥을 먹는다. 잡곡의 비율이 높을수록 식이섬유 함유량이 높아진다.

둘째, 채소 반찬을 2~3가지 먹는다. 나물도 좋고 생채소도 좋다.

셋째, 간식으로 가공식품이나 음료수 대신 생과일 주스를 먹는다. 주스는 착즙 주스보다는 통째로 갈아서 마시는 것이 좋다. 통째로 갈아 마시면 영양소가 가득한 과일 껍질을 섭취할 수 있을 뿐만이 아니라 씹으면서 주스를 들이킬 수 있어서 저작 운동을 통해 두뇌 활동에 긍정적인 영향을 줄 수 있다. 간식으로 견과류를 먹는 것도 식이섬유 섭취를 늘이는 방법이다. 다만 견과류는 열량이 높으니 한 번에 한 줌 정도만 먹어야 한다.

넷째, 과일은 가능하면 껍질째로 매일 한두 개씩 꼭 챙기기를 권한다. 식이섬유는 과일 껍질에 많기 때문이다.

다섯째, 빵은 밀가루 대신 통곡물으로 만든 빵을 먹는다.

식이섬유는 혈관에 좋을 뿐만 아니라 대장암과 변비, 당뇨병 예방에도 매우 효과적이다. 식이섬유는 우리 몸에서 소화 흡수되지 않고 수분을 흡수해 변의 양을 늘려서 변이 빠르고 부드럽게 배설될 수 있도록 도와준다. 또한 장내 유익균을 만들어서 건강한 장 환경을 만들어주어 대장암 예방에도 효과가 있다. 인슐린 분비가 적절히 되도록 도와주기 때문에 당뇨 예방에도 좋다.

하지만 식이섬유를 갑작스럽게 과량 섭취하면 가끔 설사, 복부팽만 등의 증상이 나타날 수 있으므로 주의가 필요하다. 보충제를 통해 식이섬유 섭취를 늘릴 생각이라면 위장의 변화를 관찰하면서 양을 서서히 늘려야 하며 충분한 수분과 함께 섭취해야 한다. 하지만 보충제보다는 건강한 식사와 간식으로 매일 가능한 많은 식이섬유를 먹을 것을 권한다.

김선신 교수가 제안하는

식이섬유 처방전

➡ 흰 쌀밥 대신 콩, 보리, 현미 등을 섞은 잡곡밥을 먹는다.

➡ 빵은 밀가루 대신 통곡으로 만든 빵을 먹는다.

➡ 식사 때마다 채소 반찬을 2~3가지 먹는다. 나물도 좋고 생채소도 좋다.

➡ 과일을 껍질 채, 매일 한두 개씩 꼭 챙겨 먹는다.

➡ 과일 주스는 착즙보다 통째로 갈아서 마신다.

➡ 간식으로 견과류를 먹는다. 견과류는 열량이 높으니 한 번에 한 줌 정도만 먹는다.

③ 물

우리 몸의 70%는 수분이다. 체액은 혈액과 림프액, 뇌척수액과 타액, 눈물, 콧물 등으로 이루어져 있다. 체액은 세포의 매개체가 되어 영양소와 산소를 공급하고 이산화탄소를 배출하며 땀과 소변을 통해 노폐물을 몸 밖으로 내보내는 역할을 한다. 또한, 더운 날씨나 운동으로 체온이 올라가면 땀을 배출하면서 체온을 낮추어 우리 몸을 보호한다.

그런데 우리 몸에 이 물이 부족하면 어떤 일이 벌어질까? 수분이 체중의 3~5% 줄어든 상태를 경도 탈수라고 하는데, 이 상태가 되면 갈증을 느끼고 피부가 푸석해지며 진한 소변이 나온다. 중등도 탈수는 수분이 체중의 6~9%가 줄이든 상태로, 이때는 어지러움증을 느끼고 맥박이 빠르게 뛰며 처음에는 안절부절 못하다가 점점 기운이 떨어지게 된다. 또한 땀이 나지 않으며 소변이 나오지 않는다.

체중의 10% 이상 수분이 줄어든 경우 중증 탈수라고 하는데, 이때는 쇼크가 발생할 위험이 높다. 탈수가 되면 체액이 부족해 혈액의 점도가 높아지고 혈액 순환이 원활하지 않아 혈관이 막히는 뇌경색의 위험이 높아지기 때문에 특히 뇌혈관에 동맥경화가 있는 분은 탈수를 조심해야 한다. 동맥경화가 있는 경우 여름철엔 과도한 야외 활동을 자제하고 수분을 충분히 섭취해야 한다.

수분이 부족하면 요로결석과 당뇨의 위험이 높아질 수 있으므로 물이 부족하기 쉬운 여름에는 수분 섭취에 더욱 신경을 써야 한다.

그렇다면 우리 몸은 하루에 얼마만큼의 물이 필요할까? 평균 하루에 1.5~2L 정도이며, 땀을 많이 흘리거나 활동량이 많은 날에는 더 많은 양의 물이 필요하다.

체내에 수분이 부족하면 갈증을 느끼게 된다. 하지만 갈증을 느끼지 않는다고 체내에 물이 필요하지 않은 것은 아니므로 갈증을 느끼기 전에 미리 물을 챙겨 마셔야 한다. 하루 2L, 250cc 컵으로 8잔이다. 하지만 하루 8잔의 물을 마신다는게 생각보다 쉽지 않은 일이다.

나는 평소에 물을 안 마시는 사람이었다. 평상시뿐만 아니라 식사 때도 물을 거의 안 마셔서 수분 섭취가 매우 부족했다. 수분 섭취라고는 매일 마시는 아메리카노 커피 4~5잔이 전부였다. 하지만 카페인은 이뇨작용이 있어 수분이 빠져 나가게 하기 때문에 커피를 마시면서 오히려 탈수가 되어서 늘 수분 부족 상태에서 살았다.

하지만 물의 중요성을 깨닫고는 적정 수분 섭취를 위한 작전을 짰다. 일단 아침에 일어나 공복 시 미지근한 물을 한 잔 마신다. 이렇게 하면 밤사이 이완되어 있던 위와 장이 자극되어 배변에 도움이 된다. 그리고 카페인이 없는 차를 마시면서 출근을 한다. 나는 내가 커피를 좋아해서 많이 마셨다고 생각했는데 사실은 따뜻한 뭔가를 마시는 것을 좋아했던 것이었다. 허브차, 국화차, 둥굴레차 등 카페인이 없는 차를 마시면서 커피를 끊을 수 있었다. 커피를 끊으니 밤에 잠도 더 잘 자게 되었다. 나는 출근 후 오전 근무하면서 한 잔, 점심 후에 한 잔, 오후 근무하면서 한 잔, 퇴근하면서 한 잔, 매일 열심히 따뜻한 차를 마신다.

이렇게 내가 물을 챙겨 마시면서 좋아진 건 첫째, 공복감을 덜 느끼게 된 것이다. 밥을 급하게 먹거나 폭식하지 않고 음식물 섭취량을 조절할 수 있다. 수분 섭취가 다이어트에 도움을 준 것인데, 실제 수분 섭취는 비만과도 관련이 있다. 미국에선 식사 전에 물을 마시면, 음식 섭취량을 줄인다는 연구 결과가 발표된 적이 있다. 물을 하루 1.5리터 정도 섭취하는 사람이 그렇지 않은 사람들보다 하루 194kcal의 열량을 덜 섭취한다고 보고되었다. 하지만 소화기능이 좋지 않은 경우에는 식전에 마시는 물이 소화액을 희석시켜 소화불량이 심해질 수 있으므로 식사 후 30분 뒤부터 조금씩 자주 물을 마시는 것을 권한다.

둘째, 잦은 두통이 사라졌다. 수분이 적으면 두통이 생길 수 있는데 탈수성 두통은 체액 부족으로 인해 생긴다. 통증의 정도는 가벼운 두통부터 심한 두통까지 다양하게 나타날 수 있다.

이렇게 물만 잘 마셔도 여러 가지 질병과 증상에서 벗어날 수 있다. 하지만 나는 저녁 8시 이후에는 물을 마시지 않으려고 노력한다. 저녁 늦게 물을 마시면 소변을 보기 위해 잠에서 깰 수 있어 수면에 방해가 되기 때문이다. 과민성 방광 증상이 있거나 남자의 경우 전립선 비대증이 있는 사람이라면 잠자리에 들기 3시간 전에는 물을 마시지 말아야 한다.

이렇게 소중한 물을 건강하게 마시기 위해선 어떻게 섭취하는 것이 좋을까? 몸에 이롭게 물 마시는 방법을 몇 가지 소개한다.

한번에 많이 마시지 말고 조금씩 나누어 마신다

고혈압과 심혈관 질환으로 치료받는 80세 남자환자가 아침에만 혈압이 높다며 집에서 측정한 혈압기록을 가지고 왔다. 혈압 조절이 잘 되고 있었는데 어느 날부터인가 아침 수축기 혈압이 160~170 mmHg가 나온다는 것이었다. 원인을 찾기 위해 자세한 문진을 했더니 이분은 아침에 일어나 찬물 500cc를 한 번에 빠르게 마시고 있었다. 그 시기와 혈압 상승 시기가 일치하여 물을 200cc 정도씩 나누어 천천히 드시면서 혈압을 지켜보기로 했다. 그 이후 혈압이 조절되어 혈압약의 용량 조절을 하지 않아도 되었다. 물을 한 번에 많이 마시면 심장에 부담을 줄 수 있기 때문에 가급적 조금씩 나누어 마시는 것이 좋다.

찬물 대신 미지근한 물을 마신다

물 온도는 체온과 비슷하게 마신다. 차가운 물을 한꺼번에 많이 마시면 체온이 떨어질 수 있으므로 체온과 비슷한 온도의 미지근한 물이 좋다.

술 마실 때 운동할 때 물을 더 많이 마신다

알코올이 탈수를 조장하기 때문이다. 운동할 때에도 운동 전에 미리 수분을 보충하고 운동하는 동안과 운동 후에도 탈수가 되지 않도록 수분 섭취를 충분히 하는 것이 좋다.

저염식을 함께 한다

물은 마시면 소변으로 배출된다. 하지만 짜게 먹는 경우 물을 마신 만큼 소변으로 배출되지 않아 붓거나 혈압이 오를 수 있으므로 충분한 수분 섭취와 함께 반드시 저염식을 해야 한다.

라이프스타일 메디슨
식사법

건강에 좋은 식사법이란 대개 우리가 방송과 인터넷을 통해 흔히 접할 수 있는 내용이다. 하지만 많은 경우 그러하듯이 알고 있다고 해서 건강해지는 것은 아니다.

괴테는 "아는 것 만으로는 부족하다, 적용해야 한다. 의지만 가지고는 부족하다, 실천해야 한다"고 했다. 그렇다, 아는 것만으로는 부족하다. 나에게 맞는 작전을 짜고 그것을 실천해야 원하는 결과를 얻을 수 있다.

문제는 그 실천이 결코 쉽지 않다는 것. 나 역시도 그랬다. 하지만 어렵다고 포기하기엔 그 실천이 가져다준 변화가 너무도 크기에 지금부터는 라이프스타일 메디슨에서 처방하는 식사법을 바탕으로 내가 직접 실천하고 검증한 최적의 방법들을 (장보기부터 요리, 식탁 세팅과 외식까지) 구체적으로 소개해보려 한다.

의사 지망생의 불편한 식습관

먼저 내과 의사인 나의 식습관 이야기를 해보려고 한다. 앞에서도 이야기했지만 내가 기억하는 과거의 나는 늘 키가 크고 덩치 큰 아이였다. 나의 별명은 '떡순이', 떡을 참 좋아했다. 말랑말랑한 가래떡에 꿀을 찍어 먹으면 행복했고 빵과 과자를 좋아하고 특히 아이스크림을 좋아했다. 생선보다는 고기를 좋아하고 닭고기는 별로 좋아하지 않았다. 당연히 채소는 가뭄에 콩 나듯 먹었다. 엄마가 채소를 먹고, 여러 음식을 골고루 먹어야 한다고 강조하고 또 만들어주셨지만 나는 내가 먹고 싶은 것만 많이 먹었다. 전형적인 탄수화물 위주의 식단이었다.

대학생이 되어서는 밥은 주로 밖에서 사먹었다. 대학교를 졸업할 때까지, 먹는 것에 대하여 칭찬받을 만한 일은 딱 하나, 아침을 꼭 먹었다는 것뿐이다. 그것이 건강에 도움이 된다고 생각해서 한 것은 아니었다. 아침을 챙겨주시는 엄마 덕분이기도 했지만, 새벽 6시에 아침 식사를 하시는 아빠와 함께하고 싶은 마음이 더 컸다. 그렇게 유치원 때부터 대학 졸업 때까지 항상 같은 시간에 아침을 먹었다.

대학을 졸업하고 의사로 일을 시작한 인턴과 레지던트 시절에는 시도 때도 없이 먹었다. 그냥 앞에 있는 것을 먹었다. 틈날 때 먹지 않으면 밥을 먹지 못하는 경우가 많았기 때문이다. 식단은 역시 탄수화물 폭탄. 원래 밥을 빨리 먹는 편이었던 나는 인턴 때와 레지던트 1년차 때는 2~3분만에 해치우곤 했다.

아침을 꼭 먹어야 하는 이유

아침을 먹으면 에너지 레벨이 올라가 밤 동안의 공복을 해결하면서 새로운 에너지를 제공한다. 또한 하루의 시작을 알려 집중력을 높여준다(저작 활동을 하면 뇌가 아침이 왔음을 인지하고 깨어나게 되기 때문이다). 아침식사를 하지 않으면 지속적으로 만성 염증반응, 포도당 항상성 유지 기능 장애와 같은 작은 부작용이 발생할 가능성이 높아지며, 아침식사를 하지 않는 사람은 꾸준히 아침식사를 하는 사람보다 심장 질환에 걸릴 확률이 높아진다.

음식을 위에 들이부었다고 해야 하는 것이 맞다. 콜이 오기 전에 밥을 먹어야 했기 때문이다. 물론 콜이 와도 밥을 먹을 수 있다. 아주 긴급한 응급상황만 아니라면. 그런데 나는 왜 그랬을까? 콜이 오면 더 이상 밥을 먹을 수가 없었다. 음식이 넘어가지 않았다.

지금 나의 식습관 중에는 고쳐야 할 것이 그리 많지 않다. 하지만 가장 어렵지만 꼭 고쳐야 하는 습관이 하나 있는데, 바로 밥을 천천히 먹는 것이다. 이제는 내가 밥 먹을 때 아무도 나에게 전화하지 않는다. 아무도 나를 찾지 않는다. 하지만 나는 여전히 초고속으로 밥을 먹는다.

밥을 빨리 먹으면 왜 나쁠까? 첫째, 밥을 빨리 먹으면 많이 먹게 된다. 음식이 위에 들어가 15분에서 20분 정도 지나야 배가 부르다는 것을 뇌가 인지하기 때문이다. 그런데 밥을 초고속으로 먹으면 아주 많은 양의 음식이 들어가도 배가 부르다는 것을 느끼지 못한다.

둘째, 많은 양의 음식을 짧은 시간에 먹었기 때문에 소화에도 문제가 생길 수 있다.

셋째, 다른 사람들과 밥을 먹을 때 나 혼자만 밥을 빨리 먹으면 다른 사람들이 밥을 다 먹을 때까지 멀뚱하게 앉아 있기보다는 보조를 맞추느라 더 먹게 된다.

나는 라이프스타일 코칭 클리닉에서 음식을 천천히 먹는 것이 중요하다고 강조한다. 그러기 위해 밥을 한 입 먹으면 일단 수저를 내려놓고 음식을 꼭꼭 오래 씹으라고 한다. 그리고 다시 수저를 들어 먹으라고 한다.

또, 집에서 밥을 먹을 땐 평소에 쓰지 않는 손으로(오른손잡이라면 왼손으로) 밥을 먹으라고 한다. 익숙하지 않은 젓가락질 때문에 천천히 먹을 수밖에 없기 때문이다.

물론 가족 이외의 사람과 밥을 먹을 때는 하기 힘든 행동이다. 하지만 집에서는 할 수 있다. 핵심은 한 끼라도 천천히 먹는 습관을 들여보자는 것이다. 나도 그렇게 해본다. 하지만 잘 안 된다. 나 역시, 아직도 천천히 먹는 것이 큰 숙제이다.

라이프스타일 메디슨 식사법 Step 1 장보기는 가볍게

폭풍 같은 인턴, 레지던트 시절을 지나 결혼을 하고 주부가 되었다. 장을 보고 음식을 했다. 결혼 초기에는 주로 만들기 쉽고 간편한 음식을 먹었다. 좋아했던 소시지 반찬도 식탁에 자주 올라왔다. 사실 이때는 건강한 식탁에 대한 생각 자체를 하지 않았던 것 같다.

첫째 아이를 출산하고 늘어난 체중을 빼려고 여러 가지 다이어트를 했다. 덴마크 다이어트를 해보았다. 재료는 달걀, 식빵 혹은 모닝빵, 자몽, 야채 그리고 가끔 닭가슴살 혹은 소고기 스테이크…. 살을 빼겠다는 집념에 2주간 악착같이 실천을 했다. 2주 동안 몸무게는 3kg 정도 줄었지만 몇 주 지나지 않아 다시 제자리가 되었다.

지방 연소를 도와준다는 음료를 마시고 유산소 운동을 해보기도 하고 식사 대신 선식을 먹어보기도 했다. 번번히 실패했다. 그렇게 노력은 했으나 별 효과를 보지 못하는 사이 아이가 크고, 크는 아이에게 고기는 필수라며 나도 자주 먹었다. 먹는 종류를 제한하지 않았지만 몸무게의 상한선을 정해놓고 넘지 않으려 저녁을 굶거나 먹는 양을 줄이고 운동을 하려고 노력은 했다.

둘째가 태어나면서 더 이상은 무너질 수 없었다. 하루에 먹는 칼로리를 줄이려 노력했다. 튀긴 것, 기름진 것, 단것은 가능한 덜 먹으려고 했다.

그렇게 한 해 한 해를 보내고 미국으로 연수를 갔다. 이때부터 나의 식습관은 달라졌다.

식습관을 개선하는 장보기 원칙

잘 먹는 것의 첫 걸음은 장을 보는 것에서 시작된다. 내가 미국 연수 시절부터 지금까지 지키려고 노력하는 장보기 원칙은 다음과 같다.

- 가능한 신선한 야채를 많이 산다.
- 과일을 골고루 산다.
- 두부는 꼭 산다.
- 빵은 통곡물로 만든 것을 산다.
- 흰쌀은 적은 양으로 산다.
- 현미와 잡곡을 산다.
- 무엇을 사든 정제된 설탕과 소금이 적게 들어 있는 제품을 산다.
- 무엇을 사든 원하는 성분이 많이 들어 있는 제품을 산다.
- 고기는 가능한 기름 없는 부위로 산다.
- 햄, 베이컨, 소시지 등 가공육은 쇼핑 카트에 넣지 않는다.
- 과자, 아이스크림, 사탕 등 단 간식은 사지 않는다.
- 당도 높은 음료는 사지 않는다.
- 라면 등 인스턴트는 최소한의 양만 산다.

- 케이크는 사지 않는다. 하지만 기념일 등 축하를 위해 케이크가 필요하면 작은 것으로 산다.

물론 이러한 원칙들이 하루아침에 정해져서 실천하게 된 것은 아니다. 그리고 이러한 원칙을 지키려고 노력하는 것이지 이 원칙들이 하나라도 지켜지지 않으면 절대 안 돼! 이렇게 스스로에게 스트레스를 주지도 않는다. 가능하면 지키려하는 것이다.

이러한 나의 원칙들에 대하여 좀 더 구체적으로 이야기해보자면, 우선 무엇을 사든 정제된 설탕이 적게 들어 있는 것을 산다고 했다. 즉, 단맛이 적은 것을 고른다. 이를 위해서는 물선을 살 때 세품에 직혀 있는 성분표를 자세히 살펴봐야 한다.

두유를 예로 들어보자. 같은 회사에서 나온 두유도 자세히 보면 성분이 다르다.

당류 2g, 단백질 9g, 나트륨 30mg인 제품 VS 당류10g, 단백질 6g, 나트륨 160mg인 제품 VS 당류 24g, 단백질 1g, 나트륨 45mg인 제품 중에 어떤 제품을 선택하는 것이 좋은지는 누구나 알 수 있을 것이다.

그런데 맛은? 물론 당류가 높은 것이 맛있다고 느낄 수 있다. 당류 24g 제품을 먹는 사람이 갑자기 당류 2g인 제품을 먹으면 당연히 '이게 무슨 맛이지? 이 밍밍함은?' 이렇게 생각할 것이다.

이는 내 입맛이 단것에 익숙해져 있기 때문이다. 당류 24g에서 곧 바로 2g으로 바꿀 수는 없더라도 당류 10g에서 시작해볼 수 있다. 그리고 조금씩 조금씩 당을 줄여나가면 된다. 그렇게 하면 단백질은 많이 들어 있고, 나트륨은 적게 들어 있는 제품을 자연스럽게 선택할 수 있다.

또 한 가지 예를 들면, 국수이다. 국수 면에는 소금이 많이 들어간다. 1인분에 나트륨이 500mg에서 2000mg가 함유된 제품까지 다양하다. 만약 내가 국수를 좋아해서 매일 국수를 먹는다면, 한 번에 먹는 나트륨 양이 적은 쪽을 선택하는 것이 현명하지 않을까?

아침에 매일 식빵 한 조각을 먹는다고 한다면 식빵도 가능한 통곡물이 많이 들어가고 단백질 함량이 높고 나트륨이 적게 들어 있는 것으로 선택해야 한다.

이번엔 '과자, 아이스크림, 사탕 등 단 간식은 사지 않는다'라는 원칙에 대해 이야기를 해보자.

과자, 아이스크림 등 단것을 좋아하는데 집에서 이런 것들이 눈에 보인다면 손이 가는 것은 당연한 일이다. 밤 9시쯤 과자가 먹고 싶은데 집에 과자가 없으면 어떻게 될까? 먹지 않거나 사러 나가야 한다.

물론 조금만 나가면 쉽게 구할 수 있다. 하지만 분명 과자를 사러 나가기 귀찮아서 안 먹는 경우가 생기게 된다는 것이다. 물론 옷을 다시 갈아 입고 과자를 사러 갈 만큼 먹고 싶으면 먹어야 한다. 먹지 않아서 생기는 스트레스가 더 몸에 해로울 수 있기 때문이다. 하지만 그 경우에도 과자를 사러 나가면서 조금이라도 움직이니 미리 사놓은 과자를 먹는 것보다는 건강하지 않을까? 어떤 경우라도 장볼 때 미리 사 놓지 않는 것이 건강을 지키는 데 유리하다.

라이프스타일 메디슨 식사법 Step 2   요리는 자연식으로

나는 의사이기 전에 두 아이의 엄마이다. 우리 가족의 건강을 책임지는 주부로서 요리는 가장 막중한 책무 중 하나다. 외식을 최대한 줄이고자 결심한 이후, 끼니를 집에서 챙기는데 감사하게도 가족들이 잘 먹어준다. 처음에는 많은 생채소와 소금을 거의 넣지 않은 음식에 살짝 당황하는 것 같았지만 계속 먹다 보니 밖에서 먹은 음식보다 부담스럽지 않고 소화가 잘 된다는 이야기를 자주 한다. 그 이유는 건강한 재료를 이용하고, 최소한의 조리로 재료 본연의 맛을 살리기 때문이다. 라이프스타일 메디슨의 원칙에 입각해 식재료의 영양을 최대한 살리면서 불필요한 성분을 되도록 줄이는 나만의 음식 만들기 원칙은 다음과 같다.

- 가능한 원재료의 맛을 살린다.
- 소금이나 간장을 최소한으로 넣는다. 간을 위해서 약간 매콤하게 혹은 다른 향신료를 넣어 맛을 낸다.
- 양념장을 적게 사용한다.
- 찌개나 국을 싱겁게 한다.
- 튀기거나 부치지 않고 삶는다.

- 기름은 올리브오일을 사용한다.

- 국수를 먹을 때는 통밀 국수를 사용한다.

- 시판되는 제품을 사용할 때는 신선한 재료를 추가로 넣어 조리한다.

  ➡ 토마토 소스 스파게티 – 시판되는 소스를 사용할 때 소스와 생 토마토를 반 반 넣어서 조리한다. 살사 소스를 만들 때도 생토마토를 넣는다. 생토마토 를 넣어서 소스를 신선하고 짜지 않게 만들 수 있다.

- 기름기를 제거할 수 있는 조리 방법을 사용한다.

  ➡ 돼지고기를 먹을 때 삼겹살을 구워 먹기보다 수육을 만들어 먹는다.

라이프스타일 메디슨 식사법 Step 3 세팅은 한 접시로

나는 밥을 먹을 때 한 접시 다이어트를 실천한다. 한 접시에 한끼 에 먹을 것을 다 놓는 것이다. 접시가 작을 필요는 없다. 큰 접시여도 상관없다. 접시의 반은 신선한 야채를, 1/4은 건강한 탄수화물, 1/4은 건강한 단백질로 채우면 된다.

물론 체지방을 줄이느냐 근육을 늘리느냐 등 현재 목표에 따라 단 백질과 탄수화물의 양은 다소 달라질 수 있지만, 반드시 식사의 반은 여러 가지 색의 야채로 먹는 것이 중요하다.

과일은 우리 몸에 꼭 필요한 영양소를 공급해주기 때문에 매일 먹 어야 한다.

하지만 단 과일을 한 번에 많이 먹는다면 과당이 올라가 혈당 상 승과 체중 증가의 원인이 될 수 있으므로 적당량씩 나누어 먹어야 한다. 또, 밥 먹은 직후 후식으로 먹기보다 아침과 점심 사이, 점심과 저녁 사이에 나누어 먹는 것이 좋다.

한 접시 차리기의 원칙은 다음과 같다.

- 신선한 야채를 항상 놓는다.
- 메인 요리 한 가지에 집중한다.
- 젓갈, 장아찌 등은 올리지 않는다.
- 김치, 쌈장 등 염분이 많은 것은 가능한 적게 놓는다.
  - ➡ 적은 양을 먹되 꼭 필요하면 더 가져다 먹는다.
- 샐러드는 드레싱 없이 먹는다.
  - ➡ 드레싱 없이 먹기 어려운 경우는 소스를 찍어서 먹는다. 소스를 뿌려서 먹으면 더 많은 양의 소스를 먹기 때문이다. 드레싱이 필요하면 가능한 플레인 요구르트나 올리브오일, 발사믹 식초 등 칼로리가 낮은 소스를 첨가한다.

2012년부터 시작된 이러한 장보기와 음식 만들기, 식탁 차리기⋯. 아직도 아이들의 저항이 있다. 냉장고 가득 장을 봐도 아이들은 집에 먹을 것이 없다고 한다.

남편은 먹는 즐거움과 건강해지는 즐거움 사이에서 고민했지만 지금은 건강해지는 즐거움 쪽으로 노선을 정했다. 그리고 지금은 처음보다 힘들어하지 않는다. 십 년 가까이 시행착오와 수정을 반복하면서 이제는 나름의 시스템이 정착되었기 때문이다.

이러한 식단을 아이들에게 강요하지는 않는다. 하지만 건강하게 먹는 식단을 지속적으로 보여줌으로써 가랑비에 옷 젖듯 조금씩 좋아지고 있다. 처음에는 "아니 그 식단으로 어떻게 밥을 먹어요?"였다면 지금은 "아… 그렇게 먹으면 건강하죠…"로 바뀐 것이다.

물론 그 뒤 괄호 안에는 '그래도 저는 그렇게 먹기는 어려울 것 같아요', '고기가 좋아요', '야채는 별로지만 먹으려고 노력할게요', '단 음식이 좋아요'가 생략되어 있다는 것도 나는 안다.

라이프스타일 메디슨 식사법 Step 4　외식은 눈치껏

나는 집에서 밥을 먹는 경우가 별로 없다. 월요일부터 토요일까지 출근. 아침에 집에서 일찍 나오고 저녁은 먹고 들어가는 날이 많다. 아침은 꼭 먹는다. 점심과 저녁은 약속이 없으면 도시락을 싼다.

나는 아침에 5시 반에서 6시 사이 일어난다. 일어나자마자 부엌으로 가서 도시락을 싼다. 나와 남편의 도시락이다. 특별한 약속이 없으면 점심과 저녁 두 끼 도시락을 싼다.

점심, 저녁을 싸야 하기 때문에 점심은 집에서 먹는 것과 비슷한 원칙 즉, 한 접시 다이어트에 준해서 도시락을 싼다. 생야채를 많이 넣고, 두부, 낫또 등의 단백질을 첨가한다. 밥은 현미밥, 귀리밥이나 잡곡밥으로 한다. 저녁은 통밀 식빵으로 샌드위치를 준비한다. 그리고 간식으로 먹을 과일을 준비한다. 저녁은 간단히 고구마와 삶은 계란, 혹은 선식과 건강한 두유를 먹기도 한다.

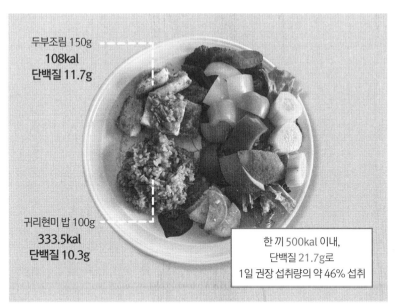

두부조림 150g
108kal
단백질 11.7g

귀리현미 밥 100g
333.5kal
단백질 10.3g

한 끼 500kal 이내,
단백질 21.7g로
1일 권장 섭취량의 약 46% 섭취

오늘의 한 접시

도시락을 싸고 나서 아침을 먹는다. 아침에 일어나자마자 뭔가를 어찌 먹냐는 지인들의 질문을 받지만, 저녁을 간단히 먹고 밤에 야식을 하지 않으면 아침에 일어나면 배가 고프다. 일어나자마자 먹고 싶다.

건강검진이라도 하게 되어 굶어야 하는 날은 정말 괴롭다. 얼른 검사 받고 뭔가를 먹고 싶다는 생각만 든다.

약속이 있는 날은 외식을 한다. 외식을 하면 내가 식당 선택이나 메뉴 선택을 할 수 없을 때가 많다. 개인적인 약속을 할 때는 상대방이 원하는 식당으로 정하는 편이고, 일 때문에 밖에서 밥을 먹으면 당연

내 마음대로 정할 수 없다. 주는 대로 먹는다.

내가 먹는 것에 신경을 많이 쓰는 것을 아는 지인들은 건강한 식사를 할 수 있는 곳, 혹은 채식주의자를 위한 식당을 미리 예약해 가자고 한다. 하지만 나는 굳이 그런 식당으로 가지 않는다. 나를 위해서 내가 선호하는 음식이 아니라 상대방이 가고 싶은 곳 어디라도 좋다고 한다.

그리고 정해진 메뉴 안에서 가능하면 건강한 음식(채소 위주로, 짜지 않고 튀기지 않은 것)을 주문한다. 건강한 것이 없다면 그날은 그동안 먹지 않았던 약간은 건강하지 않은, 하지만 내가 좋아했던 음식을 먹을 수 있는 기회라고 생각하고 즐겁게 먹는다.

나도 건강하지 않은 음식(?)에 열광하던 때가 있었다. 아직도 가끔은 건강하지 않은 그 음식들이 그리울 때가 있다. 짜장면과 탕수육, 김치전과 막걸리, 피자, 라면 사리가 들어간 떡볶이, 치맥, 아이스크림, 케이크 등을 먹을 수 있는 기회가 오면 즐겁다. 가끔 먹으니 더욱 더 행복감을 느끼게 된다. 단, 허리띠 풀고 배가 불러 더 이상 먹지 못할 정도가 아니고 배가 살짝 부를 정도로만 먹는다.

라이프 코칭 클리닉에 왔던 30대 중반 여성의 이야기다. 칼국수, 수제비, 짜장면, 짬뽕 등을 너무 좋아해 매일 한 끼는 먹어야 했던 이 여성은 상담 후 밀가루 음식을 먹지 않겠다고 결심을 하고 하루하루 잘 지키고 있었다.

밀가루는 당지수(GI)가 높아서 혈당을 빠르게 치솟게 하고, 체내 흡수가 빨라 에너지로 변환되었다가 쓰여지지 않으면 지방으로 축적되어 비만을 유발할 가능성이 높다. 또한 글루텐 불내성이 있는 사람에게는 밀가루 내의 글루텐 성분으로 인해 설사, 복통, 변비 등 다양한 소화기계 증상이 발생할 수 있어서 가능한 과잉 섭취는 피해야 하는 음식이다.

이 여성은 그렇게 일주일을 잘 견디고 있었는데 평소 어렵게 생각하던 상사가 사무실 직원들에게 점심을 사준다고 했고, 하필 그렇게 가게 된 곳이 칼국수 맛집이었다. 밀가루 음식을 먹지 않겠다는 다짐과 그동안의 노력이 한순간에 무너지는 순간이었다.

그렇다고 "제가 밀가루를 먹지 않기로 해서요"라고 말하며 그 식사에 안 갈 수도 없는 노릇이었다. 식당에 가서 먹고 싶은 음식을 앞에 놓고 먹지 않는 것도 괴롭다. 이럴 때는 '하늘이 나에게 맛있는 음식을 먹을 수 있는 기회를 주는구나' 생각하고 맛있게 먹으면 된다.

물론 한 그릇 더 시키거나 국물까지 싹싹 다 먹을 것까지는 없다. 맛을 음미하면서 즐겁게 먹고 식사 후 20~30분 산책을 하거나 사무실까지 계단으로 올라가는 등 활동량을 늘리거나 일과 끝나고 운동을 하면 된다.

모임에 갔을 때 코스로 음식이 나오는 경우가 종종 있다. 양이 많아 그렇지 한식 코스는 그래도 건강한 편이다. 나에게는 중식 코스가 제일 괴로운 메뉴이다. 튀기고 기름지고 간이 세고 짜장면이나 짬뽕 등 국수가 포함되어 있기 때문이다.

하지만 나의 의지와 상관없이 중식 코스 요리를 먹는 일이 종종 있다. 이런 경우 나는 '와~ 오늘은 내가 좋아하는 짜장면을 먹을 수 있겠구나' 생각한다. 피할 수 없으면 즐겨라! 즐겁게 먹으면 된다.

튀긴 요리가 나오면 천천히 먹고, 티 나지 않게 반만 먹고 얼른 그릇을 가져가라고 한다. 양을 조절하고 음식을 음미하면서 그 시간을 즐긴다.

양식 코스라면 샐러드를 먼저 먹고 후식으로 나오는 디저트는 패스한다. 일식집에 가면 회를 먹을 때, 간장에 물을 섞어 짜지 않게 하고 고추냉이를 넣고 함께 나오는 야채를 많이 먹고 국물 요리는 건더기만 먹는다.

건강한 외식을 위한 또 하나의 팁은 음식을 주문할 때 약간 부족하게 시키는 것이다. 음식이 남을 정도로 시키면 버리기 아까운 마음에 배가 불러도 음식을 다 먹을 때까지 계속 먹게 된다. 물론 음식을 버려서는 안 된다. 하지만 버리는 곳이 내 배 속이라면 더더욱 안 될 일이다. 먹어보고 부족하면 더 시키면 된다. 우리나라 인심은 손님의 배가 터지도록 먹여야 후하다고 생각한다. 건강을 위해서라면 그런 생각은 고이 접어두는 것이 좋다.

집에서 밥을 먹거나 외식을 하거나 전략적으로 먹어야 한다고 했다. 그런데 전략을 짜더라도 지키기가 쉽지 않다. 좋아하는 음식을 버리고 익숙하지 않은, 건강하다고 하는 음식 위주의 식단을 하다 보면 스트레스가 쌓인다. 꼭 이렇게까지 해야 하나 싶기도 하다. 그럴 땐 너무 참기만 하지 말자.

너무 힘들게 참으면 오래 하기 힘들다. 그렇다고 포기하라는 것은 아니다. 단계적으로 하라는 이야기다.

매일 국수를 먹는 사람에게 절대 먹지 말라고 하는 것은 실천 불가능한 미션이다. 나의 처방은 "오늘 하루만 참으세요"를 반복하다가 못 참겠으면 한 번 먹으라고 하는 것이다. 매일 먹던 것을 일주일에 한두 번으로만 줄여도 일정 부분 성공이기 때문이다.

그리고 한 가지 더, 자기 암시를 활용한다. 먹기 전에 혹은 먹으면서 '이거 먹으면 건강에 안 좋은데… 가능하면 먹지 말아야 하는데' 하고 나에게 이야기하는 것이다. 스스로에게 암시를 하다 보면 어느새 내가 별로 좋아하지 않는 음식이 되어 있다. 나의 자기 암시 원칙은 다음과 같다.

- 건강에 좋은 채소, 과일, 통곡물 등을 가능한 많이 먹고 정제된 설탕이 많이 들어 있는 것, 국수, 수제비 등 정제된 밀가루로 만든 음식, 버터, 고기 등 지방 함량이 많은 것, 인스턴트, 가공육 등 건강에 나쁜 음식은 가능한 적게 먹는다. 단, 적게 먹어야 할 음식을 어쩔 수 없이 먹어야 할 일이 생겼다면 신나게 맛있게 먹는다.
- 가능한 신선한 재료 그대로의 맛을 살려 먹는다.
- 과식하지 않는다.

- 가능한 7시 이후에는 먹지 않는다.

우리는 평생 다이어트를 해야 한다. 미용을 위한 다이어트가 아니나 diet란 말의 본 뜻 그대로 평생 먹어야 한다는 이야기다. 평생 건강하게 먹을 수 있는 방법을 찾아야 한다. 건강하게 챙겨 먹는 것은 어렵다. 하지만 어렵다고 시작도 하지 않는다면 영원히 할 수 없는 일이 된다.

오늘 내가 먹은 음식이 10년 뒤 내 건강을 좌우한다. 너무 많이 생각하지 말고 한 가지만 정해서 익숙해질 때까지 해보자. 한 발 한 발 걷다 보면 목표 지점에 도착하는 날이 반드시 온다.

'나는 할 수 없어'와 '자신은 없지만 한번 해볼까?'의 차이는 너무나 크다. 식습관 개선, 오늘부터 당장 시작해보자!

김선신 교수가 제안하는

건강한 식사법 처방전

➡ 천천히 먹는다.

   – 오른손잡이라면 집에서는 왼손으로 밥을 먹는다.

   – 한 입만 먹고 수저의 젓가락을 내려놓는다.

   – 가족 친구들과 이야기하면서 먹는다.

   – 최대한 오래 꼭꼭 씹어서 먹는다.

➡ 채소를 먼저 먹는다.

➡ 고기는 한 번에 100g 정도(외식 기준 1/2인분)만 먹는다.

➡ 국이나 찌개의 국물은 가능한 먹지 않는다.

➡ 과식하지 않는다.

➡ 야채, 통곡물, 콩류, 과일 등은 많이 먹고 포화지방,
트랜스지방이 높은 음식, 소금이나 설탕이 들어간 음
식은 적게 먹는다.

질병을 부르는 식단, 질병을 예방하는 식단

한국인 발병 1위, 위암

우리나라 국민이 기대수명인 83세까지 살아 있을 때 암에 걸릴 확률은 얼마나 될까?

2015년 국가 암등록 통계분석 결과, 남자는 37.9%, 여자는 32%이다. 또한 65세 이상은 10명당 1명이 암 유병자인 것으로 조사되었다. 이렇게 높은 비율로 발생하는 질병, 암은 도대체 왜 생길까?

우리 몸은 대략 60조 개의 세포로 구성되어 있다. 우리 몸의 세포는 자기가 위치한 장소나 기능에 따라 수일 또는 수백 일 만에 새로운 세포로 태어난다. 세포의 핵 속에는 우리가 DNA라고 부르는 유전자가 있는데, 세포가 바뀔 때마다 이 유전자들도 함께 바뀐다.

유전자가 정확히, 그대로 복제되어야 새로운 세포들이 자기에게 주어진 역할을 수행하는데 어떤 이유로 인해 유전자 일부가 손상을 입거나 일부분이 결손되면 유전자 전체가 복제되지 않고 일부분만 복제된다.

건강한 사람은 이러한 변화를 자체적으로 치유할 수 있지만, 문제는 이러한 치유 기능이 작동하지 않을 때 나타난다. 유전자가 결함이 있는 상태로 복제되고, 그 세포가 치유되지 않은 상태로 우리 몸의 조절신호에 의해 통제되지 않고 제멋대로 자라면 암이 되는 것이다.

우리나라 암 발생률의 1위는 어떤 암일까? 위암이다(2017년 12월 21일 보건복지부와 중앙암등록본부가 발표한 2015년 국가암등록통계 분석 결과).

그렇다면 위암은 왜 걸리는 것일까? 우리나라 사람들의 식습관 특징을 살펴보면 힌트가 있다.

위암을 부르는 식단 1 더 짜고 더 맵게

우리나라 사람들은 음식을 짜고 맵게 먹는다. 한국과 일본은 특히 위암 다발 국가로 유명하다. 이 두 나라 국민들이 공통적으로 즐겨 먹는 음식이 있는데, 바로 소금에 절여서 만드는 젓살, 상아씨 같은 염장식품이다. 우리 몸에 다량의 염분이 들어오면 어떻게 될까?

나트륨, 즉 소금은 위암을 일으키는 발암물질이기도 하다. 나트륨 섭취가 과도해지면 위 점막의 상피세포 손상의 확률이 높아져 위염을 유발할 수 있고, 이는 위산의 감소와 헬리코박터파이로리H. pylori 균의 위벽 침입을 초래한다. 이렇게 되면 위암 발병 가능성이 올라가는데, 연구 결과들을 보면 2~5배 정도 발병 확률이 높아지는 것으로 나타난다.

국내 연구에 의하면 젓갈류나 김치류의 섭취가 증가할수록 위암 발생 위험도는 증가하는 것으로 나타났다. 반면 과일, 채소를 섭취하면 위암 발생 위험도는 낮아진다.

WHO(세계보건기구)의 하루 나트륨 권장량은 2000mg이다. 라면 1

개에 약 2000mg, 칼국수 한 그릇에 약 3000mg, 짬뽕은 약 4000mg 의 나트륨이 들어 있다. 국수를 좋아한다면 먹는 횟수를 줄여야 한다. 혹시 먹는다면 국물은 남기시는 센스를 발휘하기 바란다. 가능한 젓갈 과 장아찌는 식탁에 올리지 말고 김치도 짜지 않은 저염 김치를 먹어 야 한다.

위암을 부르는 식단 2 굽기

우리나라 음식 중에는 삼겹살 구이나 소고기 숯불 구이처럼 불에 직접 구운 음식이 많다. 문제는 이렇게 구운 음식, 탄 음식에 발암물질 이 많다는 거다.

불에 굽는 고기는 아무리 잘 굽는다 해도 겉껍질이 타기 쉽다. 고 기를 직화로 구우면 고기에서 나오는 기름기가 숯에 떨어지면서 불완 전 연소가 되어 연기가 올라온다. 이때 다환방향족탄화수소PAHs라는 발암물질이 발생한다.

돼지고기를 석쇠에 놓고 숯불에 조리하면 불판 위에서 조리했을 때보다 다환방향족탄화수소가 약 20배 더 많이 발생한다.

가공육에도 아민, 아질산염과 같은 발암물질이 들어 있다. 가공육 은 소시지, 햄, 베이컨, 살라미 등 육류를 가공해서 만든 식품을 말하는 데, 가공할 때 발색제로 사용되는 아질산염과 훈제한 식품에 들어 있 는 아민이 암을 유발할 수 있다.

따라서 이러한 음식은 가능한 적게 먹어야 한다. 또한 음식물에 첨가된 감미료, 방부제, 향료, 색소 등에는 질산염이 많이 포함되어 있고, 이 질소화합물이 위에서 발암물질인 아질산염으로 변화되어 발암작용을 한다. 그렇다면 고기를 아예 먹지 말아야 할까?

세계 암 연구기금은 베이컨이나 햄 같은 육가공 식품 섭취는 자제하고, 붉은 육류는 한 주에 500g 이하로 먹을 것을 권하고 있다. 고기를 먹을 때 너무 많이 먹지 말고 적당한 양을 먹고 섭취 방식도 구워서 먹기보다는 가능한 삶거나 쪄서 먹는 방법을 추천한다. 그럼 반대로 위암 예방에 좋은 음식은 무엇일까?

위암을 예방하는 식단 콩류

2013년 한국인을 대상으로 한 연구 결과에 따르면 콩류 식품인 콩과 두부를 일주일에 1~4번 먹는 사람 또는 매일 먹는 사람의 경우 섭취를 거의 안 하는 사람에 비해 위암 발생 위험이 32~43% 감소한다고 한다.

콩에 함유된 제니스테인genistein이 암세포의 증식에 필요한 산소를 공급받기 위해 혈관을 만드는 것을 억제하기 때문이나. 또한 세니스테인은 위암 세포의 자가 사멸을 촉진시킨다.

된장은 어떨까? 된장은 생 콩이나 삶은 콩보다 항암성이 더 크다. 된장을 끓여도 이런 효과는 유지되므로 된장국이나 된장찌개를 즐기면 암 예방 효과를 기대할 수 있다.

하지만 한 가지 주의해야 할 점이 있다. 된장을 많이 넣으면 음식이 짜진다. 염분의 과다 섭취는 위암의 위험을 높이므로 가능한 신선한 야채를 많이 넣고 짜지 않게 먹는 것을 권한다. 그리고 국물은 적게, 건더기 위주로 먹어야 한다.

콩나물은 기본적으로 콩에 함유된 좋은 성분을 함유하고 있다. 콩나물의 암 예방 효과를 조사한 한 연구에서는 콩나물이 위암 세포의 생존을 억제한다고 나왔는데, 그 외에도 다른 채소보다 단백질과 지방, 비타민 B1의 함량이 높고, 콩보다 섬유소가 풍부하기 때문에 섭취를 추천하는 식품이다.

두부는 '콩으로 만든 치즈', '밭에서 나는 고기'라고 불릴 정도로 양질의 단백질 식품이다. 두부에는 콩에 있는 암 예방 성분들이 대부분 함유되어 있을 뿐 아니라, 콩보다 소화 흡수율이 더 높다. 순두부찌개, 두부 조림은 주 4~5회 이상 먹는 것이 좋지만 이 또한 짜지 않게 조리하는 것이 중요하다.

김선신 교수가 제안하는

위암 예방 처방전

➡ 신선한 채소와 과일을 많이 먹는다.

➡ 두부, 콩, 된장, 콩나물 등 콩류 식품을 많이 먹는다.

➡ 삼겹살 구이. 소고기 숯불구이 등 직하구이를 피한다

➡ 햄, 베이컨, 소시지 등 가공육을 피한다.

➡ 짜고 맵지 않게 먹으려고 노력한다.

   – 젓갈류, 장아찌 등 염장식품을 피한다.

   – 저염김치를 먹는다.

   – 국물요리는 건더기 위주로 먹는다.

서구식 식습관의 폐단, 대장암

2018년 세계보건기구에서 발표한 내용에 따르면 한국의 대장암 발병 인구는 인구 10만 명당 44.5명으로 세계 2위를 기록했다. 세계 평균인 19.7명, 아시아 평균인 17.7명보다 훨씬 높은 수치이다.

우리나라 남성의 대장암 발생의 증가 정도를 살펴보면 1992년에 10만 명당 10.1명에서 2017년 65.1명으로 증가했다(국가 암등록 통계발표, 2017년).

왜 한국인의 대장암 발병률이 이렇게 증가했을까? 대장암 발병 위험요인은 50세 이상의 연령, 식이 요인, 음주, 흡연, 신체활동 부족, 비만, 유전적 요인, 선종성 용종, 염증성 장 질환 등이 있다. 다시 말하면 대장암 발병 위험요인을 줄이기 위해서는 우리의 생활습관, 즉 서구화된 식습관과 잦은 회식과 외식, 잘 움직이지 않는 생활 방식 등을 고쳐야 한다.

육식은 서구식 식습관의 상징이다. 육식이 정말 대장암의 위험을 높일까?

1997년 세계 암 연구재단은 붉은색을 띄는 육류가 대장암의 위험도를 높인다고 판정했다. 2005년 캄포스Campos 연구진은 붉은 육류를 하루 100g 이상 먹으면 대장암의 위험도가 14% 증가한다고 보고했다.

왜일까? 그 이유 중 하나는 고기를 구울 때 발생하는 발암물질이다. 또 다른 이유로는 대장암이 육류의 총 지방량 섭취량과 관련이 있다는 보고가 있다. 가공육 역시 대장암의 위험을 높인다. 한마디로 정리하면 높은 온도에서 구운 붉은색 고기와 육가공품을 많이 먹으면 내 몸에 발암물질이 쌓여간다는 의미다.

대장암을 예방하는 식단

그렇다면 어떤 음식을 먹으면 대장암을 예방하는 데 도움이 될까? 다른 암과 마찬가지로 싱싱한 채소와 과일, 그리고 다양한 종류의 잡곡과 콩류가 대장암 예방에 도움이 된다.

나물

한국 식단의 기본 반찬인 나물 또한 대장암 예방에 도움이 된다.

시금치는 녹황색 채소의 대표이다. 시금치에 함유된 엽산이 대장암 예방에 도움을 준다. 대장암 예방을 위해 하루에 살짝 익힌 시금치 반 컵 정도 분량을 섭취하기를 권한다. 이때 시금치를 오래 삶거나 끓이면 엽산이 파괴되기 때문에 신선한 샐러드로 먹거나 살짝 익혀서 나물로 먹는 방법을 추천한다.

십자화과 채소

암을 예방하는 십자화과 채소 역시 대장암 예방에 좋다. '십자화과'라는 말은 싹이 날 때 작은 십자가 모양으로 난다고 해서 붙여진 이름이다.

여기에는 브로콜리, 케일, 양배추, 배추, 순무, 무, 컬리플라워 등이 있다. 특히 브로콜리, 컬리플라워, 양배추는 암 예방 효과가 뛰어난 것으로 알려져 있다.

무의 활성성분인 이소티오시아네이트isothiocyanate는 발암물질의 무독화에 관여하며, 이소티오시아네이트와 유도체들은 암세포의 자살을 유발한다. 따라서 무를 생채로 섭취하면 암 예방에 도움이 된다.

십자화과 채소를 주재료로 하는 김치 역시 암 예방에 도움이 되는데, 특히 배추김치는 발효 과정 중 유산균이 생성되고 암을 예방하는 영양소로 알려진 비타민 C, 베타카로틴β-carotene, 플라보노이드flavonoid 등이 풍부해 면역 증강 효과가 있고, 풍부한 식이섬유 덕분에 대장암 예방효과도 있다.

하지만 김치는 염장 식품이므로 반드시 염분 함량을 생각해야 한다. 염분 3% 이하 농도의 김치는 암 예방 효과가 있는 것으로 연구되었기 때문에 너무 짜지 않게 먹는다면 암 예방 식품으로 인정할 수 있다. 즉, 짜지 않은 김치를 먹는 것이 답이다.

과일

과일이 몸에 좋다는 건 다 알고 있다. 그럼 과일 중에서도 어떤 과일이 대장암 예방에 도움이 될까? 감귤류는 비타민 C와 섬유소의 주요 공급원으로 대장암 발생 위험을 감소시킨다. 펙틴pectin과 비타민 C, 폴리페놀polyphenol이 풍부한 사과도 대장암의 예방에 도움이 되는데 껍질째 먹는 것이 더 효과적이다. 포도에 포함된 플라보노이드는 대장암 발생을 억제하고 종양의 크기를 줄인다는 보고가 있다.

암 예방에 좋은 과일과 채소 섭취, 얼마나 먹어야 할까? 하루 5회의 섭취가 적당한데, 1회 섭취 분량은 사과, 귤 한 개 정도나 생야채 한 컵 분량이다. 이런 채소와 과일을 다섯 컵 분량을 먹어야 좋다는 것이다. 또한 암 예방을 위해서는 단기간이 아닌 장기간, 충분한 양을 섭취하는 것도 중요하다.

대표적인 습관병 대장암

대장암은 유전적 요인이 큰 암이다. 대체로 부모 형제 중에 대장암 환자가 한 명 있으면 대장암에 걸릴 확률이 일반인보다 2~2.5배, 두 명 이상이라면 4~4.5배 증가한다고 알려져 있다. 하지만 대장암이 전적으로 유전적 요인 때문에 생기는 건 아니다. 오히려 가족들이 나쁜 생활습관을 함께 공유하기 때문에 가족력이 형성되는 경우가 많다.

대장암 발병의 위험요인 1 술과 담배

술을 마시면 체내에서 에탄올이 아세트알데하이드acetaldehyde로 산화된다. 이를 적절하게 대사시키지 못하면 이 물질이 암 발생률을 높인다. 또한 아세트알데하이드는 DNA 합성에서 필수적인 엽산을 파괴하며, 그럴 경우 정상적인 DNA가 생성되지 못하고, 이 DNA가 변형되어 우리 몸의 조절신호에 통제되지 않는 세포가 만들어지면서 암 발생 위험이 높아지게 된다.

　담배 또한 대장암의 위험을 높인다. 일반적인 회식자리를 생각하면, 삼겹살에 소주를 마시며 담배 피우는 장면을 떠올리기 쉽다. 이는 대장암 발병 측면에서는 최악의 시나리오이다. 술이 대장암 발생 위험을 높인다는 것을 알고 있지만 술을 완전히 끊을 수 없는 상황이라면 가능한 적게 먹어야 한다. 하루에 맥주 한 캔, 소주 두 잔 이하로만 마시도록 노력해야 한다. 아울러 술자리에서 적극적으로 폭탄주를 만들어 돌리는 일은 하지 않아야 한다.

대장암 발병의 위험요인 2 ┃ 비만과 운동 부족

　술을 많이 마시면 다음 날 몸이 힘들다. 전날 많은 양의 칼로리를 섭취하고, 힘들어 움직이지 않게 되면서 비만하게 된다. 비만은 대장암 발생의 위험인자이다. 특히 신체 활동이 저하된 상태에서 나타난 비만인 경우 그 위험은 더 커진다.

　또한 비만한 경우, 대장암의 씨앗인 대장 용종이 많이 생긴다는 보고가 있다. 대장암을 예방하려면 가능한 많이 움직이고 유산소 운동을 일주일에 150분 이상 하면서 정상 체중을 유지하도록 노력해야 한다.

김선신 교수가 제안하는

대장암 예방 처방전

➡ 시금치, 브로콜리, 케일, 배추, 양배추 등 싱싱한 채소를 많이 먹는다.

➡ 제철 과일을 많이 먹는다. 특히, 감귤류와 포도가 효과적이다.

➡ 규칙적인 유산소 운동으로 정상 체중을 유지한다.

➡ 절주한다.

➡ 금연한다.

➡ 붉은색을 띄는 육류를 절대적으로 피한다.

➡ 가공육은 먹지 않는다.

PART

03

LIFESTYLE MEDICINE

매일
계단을
걸어서 오르는
이유

LIFESTYLE
MEDICINE

5분만 빨리 걸어도 너무 힘들다면,
딱 5분만 하자.
5분씩 일주일이나 열흘만 걷다 보면 나도 모르게 운동 중이다.

결혼을 하고 첫째를 출산하고도 바쁜 일상을 핑계로 관리를 잘 하지 못했다. 둘째 출산 후 더 이상은 망가질 수 없다는 생각이 들었고 여기서 무너지면 이번 생엔 날씬한 몸으로 사는 것이 불가능할 것 같았다. 더 이상은 미룰 수 없었다.

일단 운동을 시작하기로 했다. 일하는 엄마라면, 특히 아이가 둘이고 게다가 아이가 어리기까지 하다면 자신만의 시간을 갖는 것이 얼마나 어려운지 알 것이다. 그 와중에 나는 운동을 해야 했다. 아니, 하고 싶었다. 하지만 헬스클럽의 한 달치 프로그램을 끊으면, 고작 두세 번 가던 나에게 일주일에 세 번 운동을 하는 것은 가능한 일이 아닌 것처럼 느껴졌다. 혼자서 할 수 없었다. 주변의 도움을 찾기 시작했다.

20여 년 전만 하더라도 퍼스널 트레이닝Personal Training 을 하는 헬스클럽이 흔치 않았다. 일이 끝나면 일찍 집에 가서 아이와 함께 시간을 보냈기에 운동은 출근 전에 하기로 마음을 먹은지라, 더더욱 도와준다는 선생님을 찾기가 쉽지 않았다.

그렇게 이곳저곳을 찾아 다니던 중 구세주를 만났다. 직장에서 걸어서 5분 정도 걸리는 위치에 있는 건물 2층의 작은 헬스클럽이었다. 그 건물에 있는 사람들이 주로 이용하는 곳이었다. 그곳의 팀장님이 도와준다고 했다. 얼마나 감사했던지. 그 헬스클럽 역시 PT를 하지 않았지만 나의 절실함이 통했는지 직접 맡아준다고 한 것이다.

내가 가능한 운동 시간은 새벽 6시. 팀장님의 출근 시간은 오전 10시였다. 나 때문에 일주일에 세 번이나 새벽 6시에 출근해야 하는 상황이었다. 감사하지만 너무 죄송했다. 하지만 나는 그분에게 너무 무리한 일이니 다른 곳을 알아보겠다고는 하지 못했다. 대신 약속을 잘 지키고 열심히 하겠다고 했다.

게다가 팀장님은 PT를 전문으로 운영하지 않아서 수업료가 책정되어 있지 않다며, 요즘 PT 비용의 1/3도 되지 않는 가격을 제시했다. 의욕이 충만했던 나는 정말 열심히 다녔다. 나 때문에 일찍 출근하는 선생님을 바람 맞히는 일은 절대 하지 말아야겠다는 일념으로 일 년 동안 일주일에 세 번 꼬박꼬박 새벽 6시에 운동을 했다.

일 년을 열심히 하다 보니 살이 빠졌다. 그리고 그다음 해는 일주일에 2번을 했다. 그러던 중 다니던 헬스클럽이 문을 닫았다. 선생님과도 이별을 했다.

다른 헬스클럽에 등록을 했지만 운동을 가다 안 가다 하니, 다시 도루묵이 되었다. 다시 PT를 해야 하나 고민되었지만 PT는 하지 않고 혼자서 해보기로 했다. 그렇게 결심한 이유는 아들과 테니스를 배우기로 했기 때문이다.

일을 하기 때문에 아이들과 함께하는 시간이 많지 않았던 나는 아이들이 운동을 배울 때 같이 하면 좋겠다는 생각으로 아들과 테니스를 배웠고 아들 딸과 수영을 같이 했다. 어릴 적 배웠던 테니스와 수영을 다시 배우며 아이들과 함께했다.

하지만 그때만 해도 어떤 운동을 얼마나 하는 것이 좋은지, 나에게 맞는 운동이 무엇인지 고민하지 않았다. 그냥 그때그때 상황에 맞는 운동을 했다. 2012년 미국에서 라이프스타일 메디슨을 공부하기 전까지는.

왜 우리는
운동을 해야 할까?

　의사로서 건강검진 결과를 설명하고 운동의 필요성을 강조하고 운동을 하라고 권유할 때, 운동을 괴하게 하면 몸에 오히려 나쁘기 때문에 하지 않는다고 말씀하시는 분들을 가끔 만난다.

　지난 2015년, 12년간 조깅을 한 남녀 1,098명과 전혀 하지 않는 413명을 추적한 연구 결과가 발표되었다. 연구진은 시속 8km 정도로 주 150분 이내로 조깅한 사람을 '가볍게 조깅한 그룹', 시속 11.3km로 주 240분 이상 운동한 그룹을 '센 조깅' 그룹으로 정하고 그 사이를 '중간 정도 조깅' 그룹으로 나누었다.

　그 결과, '가벼운 조깅'이나 '중간 정도 조깅'을 한 그룹은 조깅을 전혀 하지 않은 사람보다 사망률이 낮았으나 '센 조깅'을 한 그룹은 조깅을 하지 않은 사람들과 비슷한 정도의 사망률을 보였다. 즉 너무 과하게 운동을 하면 몸에 좋지 않다는 것이다. 이 보고서에 따르면 달리기는 일주일에 누적 거리로 48km 이내로 하고, 걷기는 일주일에

74km 이내가 적당하다고 했다.

하지만 여기서 바쁜 일상 속의 우리는 한번 생각해봐야 한다. 일주일에 48km 이상을 뛰고 74km 이상을 걷는 사람이 몇 명이나 되는지를. 우리가 일상에서 하는 운동은 몸에 해로울 정도로 강도가 높지는 않다.

운동이 몸에 좋다는 것은 별다른 설명이 없어도 누구나 알고 있지만 의학적 관점에서의 운동의 효과에 대하여 잠시 언급하고 넘어가고 싶다. 규칙적인 운동은 과거엔 성인병이라고 칭했고, 지금은 '생활습관병'이라고 부르는 고혈압, 고지혈증, 당뇨 등의 대사 질환을 예방하고 치료에도 도움이 된다. 그리고 심장혈관 질환인 협심증, 심근경색과 뇌혈관 질환인 뇌졸중 등의 발병과 그 병으로 인한 사망률도 줄인다.

운동은 치매, 우울증 등을 예방하고 인지기능도 향상시킨다. 폐암, 식도암, 위암, 대장암, 폐암, 유방암, 신장암 등 각종 암의 예방에도 도움이 된다.

물론 이러한 운동효과를 보려면 수 개월 동안 규칙적이고 지속적으로 운동을 해야 한다. 그러나 한 번의 운동으로 효과가 전혀 없는 것은 아니다. 혈압과 혈당을 조절하는 인슐린의 민감도는 한 번의 운동에도 큰 영향을 받는다. 적절한 운동이라면 거의 만병통치약과도 같은 명약이다.

운동의 종류와
하루 권장량

운동의 종류는 여러 가지 기준으로 분류할 수 있다. 하지만 나는 학술적 분류가 아닌 지방을 연소시키고 심폐 기능을 좋게 하는 유산소 운동과, 근육의 힘을 좋게 하고, 근육을 크게 만드는 근력 운동, 그리고 근육이나 인대를 늘려주어 관절의 운동 범위를 증가시키고, 근육의 긴장을 완화시켜 몸을 부드럽고 편하게 해주는 유연성 운동, 이렇게 세 가지로 나누고 싶다.

먼저, 유산소 운동은 몸 안에 최대한 많은 양의 산소가 공급되어 근육이 산소를 풍성하게 사용하면서 근수축을 반복하는 운동이다. 조깅, 수영, 자전거 타기, 에어로빅 댄스, 마라톤 등이 여기에 속한다.

유산소 운동의 효과는 근육의 지구력이 강해지고, 혈액 순환을 촉진시키며 심폐 기능이 좋아지며 지방을 연소시켜 비만 예방에 효과적이다. 또한 인슐린 감수성을 증가시켜 혈당 조절과 고지혈증의 치료에도 도움이 된다.

반면 무산소 운동은 산소가 충분하지 않거나 없는 상태에서 강한 근육 수축이 반복되는 운동으로, 숨이 차고 힘이 들어 길어야 2~3분 정도 지속할 수 있는 단시간 운동이다. 단거리 달리기, 역도 등이 여기에 속한다. 무산소 운동의 효과는 근력이 강해지고 근육을 크게 키워

주는 것이다.

근력 운동은 나이가 들면 줄어드는 근육량을 지켜주는 운동이다. 근육량이 줄어들면 골절이나 관절의 부상 위험이 높아지고, 근육이 줄어든 자리에 지방이 채워진다. 때문에 상하체를 중심으로 골고루 근력을 키우는 운동을 진행해야 한다.

유연성 운동은 몸의 불균형을 교정해주는 운동으로 대표적인 것이 스트레칭이다. 스트레칭은 근육이나 인대를 늘려주어 관절의 운동 범위를 증가시키고, 근육의 긴장을 완화시켜 몸을 부드럽고 편하게 해준다. 또한 근골격계 손상을 예방하고 운동 수행 능력을 높여주고 부상을 예방하는 효과도 있다. 스트레칭은 혈액 순환을 증가시켜주며, 신진대사를 좋게 해 몸 속의 노폐물 배출에도 도움이 되며, 모든 연령층의 사람들이 큰 부담 없이 매일 생기 있는 생활을 할 수 있도록 도와준다. 이 세 가지 운동이 건강을 유지하고 향상시키는 데 모두 중요한 역할을 한다.

그렇다면 우리는 어느 정도의 강도로 얼마의 시간 동안 운동을 해야 할까? 미국 보건복지부에서 발표한 미국인을 위한 신체활동 가이드라인에 의하면, 18세에서 64세 사이의 정상 성인의 경우 일주일에 150분~300분 동안 중강도의 유산소 신체 활동을 진행하거나 75분~150분 동안 고강도의 유산소 신체 활동을 하고, 근육 운동은 일주일에 2번 이상 하도록 권유하고 있다.

저강도는 편안하게 걷는 정도, 중강도는 경쾌하게 걷는 정도, 고강도는 달리는 정도이다.

저강도 운동은 운동 강도가 낮은 만큼 효과가 떨어진다. 고강도 운동은 짧은 시간 운동해도 운동 효과가 높지만 자칫 몸에 무리가 갈 수 있다. 효과는 최대로 하면서 몸에 무리가 가는 것을 피하려면 적절한 강도를 선택하여 운동해야 한다.

유산소 운동의 강도를 측정하는 방법은 심장 박동수를 측정하는 방법과 미리 측정된 MET를 기준으로 하는 방법이 있다. 심장 박동수는 손목의 맥박이 뛰는 곳에 손가락을 대고 10초 동안 맥박수를 재는 것이다. 10초 간 측정한 수치에 6을 곱하면 분당 심장 박동수를 계산할 수 있다.

최대 심박수는 '220-나이'이고 이 최대 심박수의 50% 이하면 저강도 운동, 51~70%이면 중강도, 71~85%이면 고강도 운동이다.

MET Metabolic Equivalent는 인체의 열 발생량의 단위를 말하는데 정상인이 의자에 편하게 앉아 있는 강도를 1MET로 하고, 그보다 얼마나 더 힘든지를 나타낸다. 3MET가 안 되면 저강도, 3~5MET는 중강도, 6MET 이상을 고강도라고 한다. 헬스클럽의 유산소 운동 기계는 나의 운동 정도를 MET로 표시해준다.

이렇게 계산으로 확인할 수도 있지만 좀 더 직관적이고 쉽게 강도를 측정할 수 있는 방법이 있다. 바로 토크 테스트Talk test이다. 운동 중에 대화를 편하게 나눌 수 있으면 저강도, 대화를 나눌 수는 있으나 약간 힘이 들고 노래는 부르기 힘든 정도이면 중강도, 외마디 말만 겨우 할 수 있는 정도이면 고강도이다.

세계보건기구에서 발표한 건강을 위한 세계 운동권장 지침도 이와 크게 다르지 않은데, 구체적인 지침을 살펴보면 다음과 같다.

18~64세 성인의 경우

- 일주일에 적어도 150분 이상 중간 정도의 강도로 유산소 운동을 한다.
- 아니면 75분 이상 격렬한 강도로 유산소 운동을 하며 두 가지 강도를 반씩 섞어서 할 수도 있다.
- 유산소 운동은 한 번 시작하면 멈추지 말고 10분 이상 지속한다.
- 운동량을 늘리고 싶다면 중간 강도의 유산소 운동을 일주일에 300분 동안 하거나 격렬한 강도로 일주일에 150분, 혹은 두 가지 강도의 운동을 반씩 섞어서 한다.
- 근육 강화 운동은 일주일에 이틀 혹은 그 이상 한다.

65세 이상의 노인의 경우

- (성인과 같은 기준을 적용하지만) 움직이기 힘든 노인들은 균형감각을 강화하고 낙상을 방지하기 위한 운동을 일주일에 3일 이상 한다.
- 근육 강화를 위한 운동을 일주일에 2일 이상 한다.
- 권장량만큼 운동할 수 없으면 자기 컨디션에 맞게 한다.

운동은 안 하는 것보다 조금이라도 하는 것이 좋다. 조금보다는 많이 하는 것이 좋다. 그러나 가장 중요한 것은 나에게 맞는 운동을 하는 것이다. 꼭 정해진 강도로 시작해야 하는 것이 아니다. 내가 할 수 있고 나에게 맞는 강도에서 시작해 서서히 운동 시간을 늘리고 운동 강도를 높이면 된다. 5분만 빨리 걸어도 너무 힘들어 더 이상 걷지 못하겠다면 5분만 하자. 5분씩 일주일, 열흘을 걷다 보면 더 할 수 있는 힘이 생길 것이다. 10분, 20분 이렇게 시간을 늘려나가자. 그리고 하루에 30~40분 동안 걸을 수 있다면 조금 더 빨리 걸으면 된다.

의사의
운동 처방

① 걷기

우리가 매일 하고 있는 운동이 있다. 바로 걷기이다. 햇볕을 쬐며 걸으면 행복 호르몬이라 불리는 세로토닌serotonin 의 분비가 활발해져 기분도 좋아진다. 햇볕을 쏘이면 몸에서 비타민 D를 만드는 데 도움이 되며 우울증이나 스트레스 해소, 숙면에도 도움이 된다.

또한 꾸준히 걸으면 뇌로 들어가는 산소가 충분히 공급되어 뇌 작용을 활발하게 한다. 걸을 때 양손과 양발을 움직이니 전신 운동이 되어 치매 예방에도 효과가 있다.

미국심장협회 연구에 따르면 걷기 운동을 한 1만 5천여 명의 사람들의 심장 질환 발병 위험이 9.3% 감소했다고 한다. 걷기는 이 같은 심장 질환뿐만 아니라 당뇨, 고지혈증과 같은 생활습관병도 예방하고, 면역력을 향상시키는 것은 물론 골다공증 예방에도 도움이 된다.

바른 자세를 유지하고 걸으면 배와 척추의 근육을 단련시켜 요통에도 효과가 있다. 걷기가 건강에 매우 중요하다고 했다. 더 중요한 것은 바른 자세로 걷는 것이다. 나는 과연 바른 자세로 걷고 있을까? 내가 신고 있는 신발 뒷굽을 확인해보자. 만약 뒷굽의 바깥쪽 혹은 안쪽이 심하게 마모되어 있다면 당장 걸음걸이를 교정해야 한다. 뒷굽이 바깥쪽으로 많이 닳아 있다면 팔자걸음을 걷는다는 증거이고, 안쪽이 많이 닳아 있다면 안짱걸음을 걷고 있다는 증거이다.

좌식 문화에서 생활하는 한국인은 팔자걸음이 많고, 무릎 문화, 다다미방 문화인 일본에는 안짱걸음을 걷는 사람들이 많다.

바른 자세로 걷지 않으면 몸이 균형을 잃게 되면서 척추나 골반에 무리가 가게 되고, 결국 목과 허리 통증을 유발하며 무릎 통증과 조기 퇴행성 관절염이 생길 수 있다. 바르게 걷기 위해서는 바른 걷기 자세를 숙지하고 반복해서 연습해 습관이 되게 하는 길밖에 없다.

바르게 걷기는 바른 자세에서 시작한다. 먼저 내가 선 모습을 체크해보자.

바르게 선 자세는 귀와 어깨가 일직선에 위치하며 허리는 자연스러운 S자 곡선이 되도록 서는 것이다. 체중을 지나치게 뒤로 실은 채 골반을 앞으로 내밀거나 허리를 과도하게 꺾은 자세는 바른 자세가 아니다. 바른 자세를 만들기 위한 습관 처방 하나. 벽에 등을 붙이고 서서 허리와 벽 사이에 손바닥 하나가 들어갈 공간이 확보될 때까지 어깨, 허리, 등을 쭉 펴는 연습을 한다.

바른 자세는 목을 똑바로 세우고 턱을 당기며 시선은 10~15m 앞을 보는 자세이다. 등과 가슴을 곧게 펴고 배에 가볍게 힘을 주며 배꼽은 등에 붙인다는 느낌으로 서서 몸의 긴장을 풀고 팔 전체를 자연스럽게 흔들면서 걷는다.

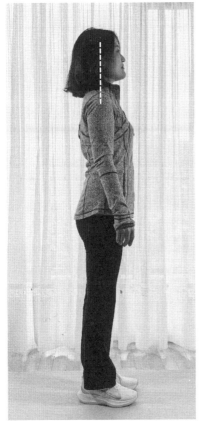

바르게 선 자세
귀와 어깨가 일직선이 되게 한다.

바르게 걷기의 포인트는 몸이 보이지 않는 끈으로 매달려 있다는 기분으로 걷는 것이다. 발등과 정강이 라인의 각도는 90도 정도를 유지하고 발뒤꿈치부터 내딛는다. 뒤꿈치에서부터 발바닥 전체, 발가락의 순으로 땅을 힘차게 박차듯이 나아가면 된다.

이렇게 바른 자세로 제대로 걷는다면 걷는 속도가 빨라지는 것을 느낄 수 있다. 또한 걸을 때 양손가락으로 배를 살짝 누른 채 가벼운 헛기침을 하면서 배에 힘이 들어가는 것을 손가락으로 느끼고 그 정도의 힘을 유지하면서 걸으면 요통 예방에 도움이 된다. 하지만 너무 강한 복근 수축은 오히려 해로울 수 있으므로 허리 통증이 유발되지 않는 범위 내에서 해야 한다.

　　운동 효과를 높이고 효과적으로 걷기 위해서는 걷기의 강도는 옆 사람과 대화가 약간 힘든 정도로 하며 일주일에 3번 이상 한 번에 30

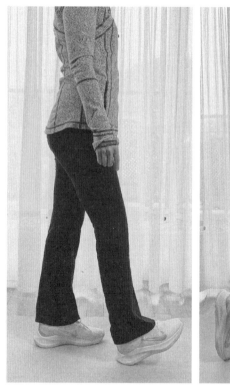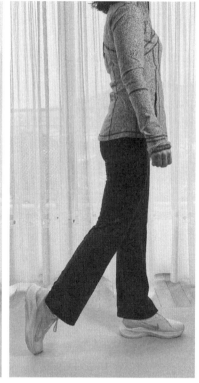

바르게 걷기

분에서 한 시간 정도 걷는다. 그리고 5분이나 10분 단위로 주기적으로 속도를 낮추다가 높여서 걷는 식으로 속도에 변화를 주면 에너지 소모가 추가되어 더욱 큰 운동 효과를 기대할 수 있다.

하지만 지난 3개월간 운동량이 매우 적은 경우나 아주 비만한 환자, 무릎 관절염이나 요통 등으로 걷기에 부담을 느끼는 사람이 처음부터 무리하게 걷는다면 인대 부상이나 통증, 다음 날의 심한 피로감, 기존 질환의 증상 악화 등 부작용이 발생할 수 있으므로 이런 경우에는 처음에는 힘들게 느껴지는 정도로 걷기 운동을 시작하고 1~2주 간격으로 5분에서 10분 정도씩 천천히 시간을 늘리도록 해야 한다.

걷기 전에 준비운동을 충분히 하면 운동 효과도 높이고 부상도 예방할 수 있다. 준비운동은 거창한 게 아니다. 앉았다 일어났다 하는 것, 다리를 툭툭 털어주는 것, 발목과 무릎을 돌려주는 것 등 가벼운 스트레칭을 하면 된다. 또한 걷기 전후에 물을 많이 마시는 것이 좋다.

② 근력 운동

예전에는 쉽게 했던 동작이 어느 날 갑자기 안 되거나 체중은 그대로인데 팔다리, 특히 허벅지가 가늘어지고 배가 나오는 것 같다고 느낀 적 있을 것이다. 이는 나이가 들면서 근육량과 근력이 줄어드는 근감소증 때문이다.

나이가 들면 체지방, 특히 복강 내 지방과 근육 내 지방은 증가하고 근육량, 특히 하지 근육량은 줄어든다. 근육량은 40대 이후부터 점차 줄어들기 시작해 70대까지 10년에 8%가 줄어든다고 추정되며 그 이후엔 더욱 급격히 감소해 10년마다 15%가 줄어든다고 한다.

근육이 왜 이렇게 감소할까? 주원인은 부족한 단백질 섭취, 나이가 들면서 발생하는 성장호르몬, 남성호르몬, 여성호르몬의 감소와 늘어난 지방으로부터 나오는 염증유발물질 때문이다. 근감소증은 신체 기능의 감소 및 장애, 삶의 질 저하, 골다공증, 당뇨의 위험을 높일 수 있기 때문에 건강수명 연장을 위해서는 근육이 줄어드는 것에 적극적으로 대비해야 한다.

즉, 근육이 줄어드는 것을 방지하기 위한 근력 운동이 필요하다. 하지만 근력 운동도 나에게 맞게 해야 한다. 근육 비대를 목표로 하는지 아니면 근육량 유지와 근력을 늘리는 것이 목표인지를 정하고 그에 적합한 운동을 해야 한다.

근육량 유지와 근력 증진을 위한 운동을 할 때는 무거운 무게로 고강도로 하는 것보다 가벼운 무게로 중간 강도로 해서 반복 횟수를 늘리는 것이 좋다. 아령을 들지 않고 맨몸으로 시작하는 것도 좋다. 고강도 운동은 근육을 크게 만들고 근력을 늘리기에는 좋지만, 부상의 위험도 따르기 때문에 50대 이상에서는 중간 강도의 운동으로 부상의 위험을 줄이면서 운동을 하는 것이 좋다.

근감소증을 예방하려면 세 가지 운동, 근력 운동, 평형성 운동, 이동능력 향상을 위한 운동을 해야 한다. 근력 운동과 평형성 운동은 최소 이틀에 한 번 이상 하고 이동능력 향상 운동은 수시로 하는 습관을 들이는 것이 좋다.

이동능력 향상 운동으로 가장 추천하는 것은 '다양한 방식의 걷기'이다. 빠르게 걷다가 느리게 걷기, 느리게 걷다가 빠르게 걷기 등 속도 변화를 주면서 걸으면 된다. 걷다가 오른쪽으로 방향 꺾어 걷기, 걷다가 왼쪽으로 방향 꺾어 걷기 등 방향 전환을 하고 넘어지지 않게 조심하며 걷는다. 이 외에도 뒤쪽 방향으로 거꾸로 걷기, 외나무다리 걷듯이 일직선 따라 걷기, 모래사장 걷기, 탄성이 있는 매트에서 걷기, 불규칙한 지면 걷기, 물건 옮기며 걷기, 둥글게 걷기, 계단 걷기 등 평소 걸을 때 다양한 변화를 주며 걸으면 이동능력 향상에 도움이 된다.

2,400여 년 전 히포크라테스는 걷기보다 좋은 약은 없다고 했다. 이 명의의 말은 여전히 유효하다.

지금부터는 집이나 사무실에서 간단히 할 수 있는 부위별 근력 운동과 평형성 운동을 몇 가지 소개하겠다.

팔 굽혀 펴기 _상체 근력 운동

팔 굽혀 펴기는

어깨 근육, 앞 가슴 근육, 팔 근육을 동시에 사용하는
운동이다.

운동법 영상 보기

운동 방법

① 양 손을 어깨 넓이보다 약간 넓게 바닥에 대고 엎드린다. 몸 전체가
　 일자가 되도록 하는데 엉덩이가 약간 아래로 위치하는 것이 좋다.

② 팔꿈치가 몸에서 많이 벌어지지 않도록 하면서 천천히 팔을 구부
　 린다.

③ 몸이 바닥에 닿기 전에 팔을 다시 편다.

건강에 좋은 팔 굽혀 펴기

• 몸이 내려갈 때 코로 숨을 들이마시고, 팔을 펼 때 입으로 숨을 내
　 쉰다.

• 위와 같은 팔 굽혀 펴기가 어려운 경우 벽, 혹은 책상에 손을 짚고
　 바닥에 무릎을 대고 하면서 점차 강도를 높여나간다.

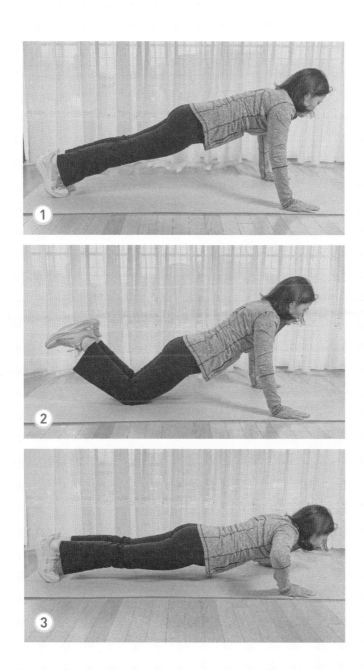

런지 Lunge _하체 근력 운동 1

런지는

허벅지 전면과 엉덩이 근육을 발달시키는 운동이다.

운동법 영상 보기

운동 방법

① 양쪽 발을 어깨 너비로 벌려 11자로 하고 양손은 차려 자세로, 혹은 허리에 놓는다.

② 왼쪽 발을 75cm 정도 앞쪽으로 내딛고 왼쪽 무릎을 60도 정도 굽히고 왼쪽 종아리와 상체는 지면과 수직이 되도록 세워 중심을 잡는다.

③ 오른쪽 무릎과 엉덩이는 앉는 느낌이 들도록 아래로 지그시 누른 상태로 한다. 오른쪽 무릎은 자연스럽게 굽히고 발뒤꿈치는 가볍게 세운 뒤 처음 자세로 돌아온다. 엉덩이를 수축하고 무릎이 엄지발가락보다 앞으로 나오지 않도록 한다.

건강에 좋은 런지

• 몸이 내려갈 때는 코로 숨을 들이마시고 몸이 올라올 때는 입으로 숨을 내쉰다.

• 위 동작을 왼쪽 1회, 오른쪽 1회로 10회 반복한다. 이를 한 세트로 총 3세트 진행한다.

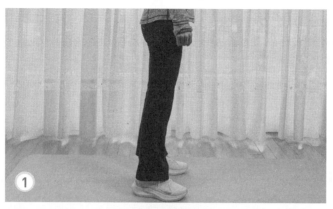

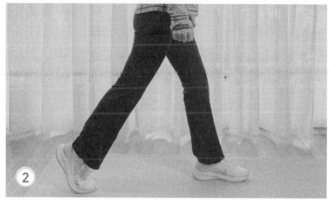

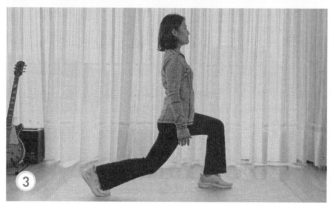

121

스쿼트 Squat _하체 근력 운동 2

스쿼트는

일명 '기마 자세'로 허벅지 근육량을 늘리는 데 좋다.

운동법 영상 보기

운동 방법

① 발을 어깨 너비보다 조금 넓게 벌리고 시선은 정면을 바라본다.

② 양손을 들어 팔짱을 낀다.

③ 엉덩이를 뒤로 빼면서 앉는다. 이때 무릎이 엄지 발가락보다 앞으로 나오지 않도록 엉덩이를 뒤로 쭉 빼는 것이 포인트이다. 그리고 발바닥 전체에 힘을 주어 바닥을 단단히 밟고 있어야 한다. 자세가 바르지 않으면 허리와 무릎에 통증이 올 수 있으므로 주의한다. 자세를 바르게 하기 위해 수건을 말아 양손에 쥐고 엉덩이를 뒤로 빼면서 앉을 때 손을 어깨 위치까지 들어올리면 쉽게 바른 자세를 할 수 있다.

건강에 좋은 스쿼트

• 엉덩이를 뒤로 빼면서 숨을 들이 마시고 일어나면서 숨을 내쉰다.

• 10~15번 반복하는 것을 1세트로, 3세트 반복한다.

• 이 동작이 어렵다면, 의자를 두고 다리를 어깨 너비 보다 조금 넓게 벌리고 의자에 앉기 직전에 일어나는 것부터 시작해 서서히 강도를 높인다. 힘들 때는 앉는다.

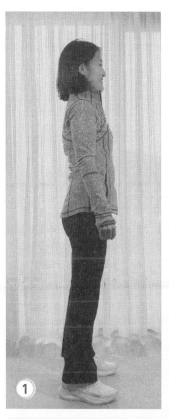

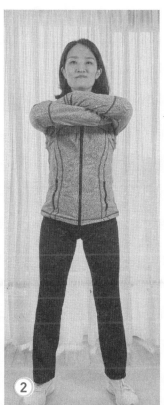

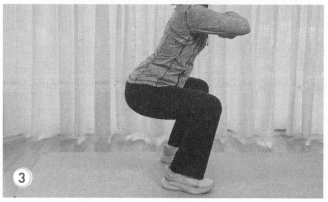

123

발뒤꿈치 들었다 내리기 _평형성 운동

발뒤꿈치 들었다 내리기는
종아리 근육을 강화하는 운동이다.

운동 방법

① 발을 어깨 너비로 벌리고 선다. 중심 잡기가 어려우면 의자나 벽에 손을 가볍게 대고 한다.

② 뒷종아리 근육에 힘을 주면서 양 발의 뒤꿈치를 3초 동안 천천히 들어 올린 뒤, 3초 동안 천천히 바닥으로 내린다. 뒤꿈치는 올릴 수 있는 최대치의 80% 정도만 들어준다.

③ 뒤꿈치가 바닥에 닿기 직전에 다시 들어 올린다.

건강에 좋은 발뒤꿈치 들었다 내리기

- 운동하는 중간에 몸이 흔들리지 않게 최대한 중심을 잡도록 집중하여 운동한다.
- 발을 들어 올리기를 10회 하고 30초간 휴식한다.
- 이를 한 세트로, 3세트 실시하며 머리부터 발끝까지, 복부, 허리. 어깨, 등, 허벅지, 무릎, 종아리, 발목에 힘을 주어 운동하면 더욱 효과적이다.

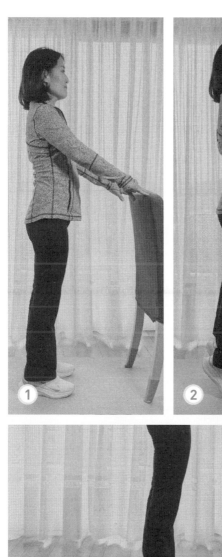
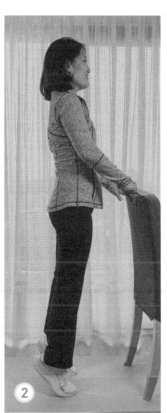
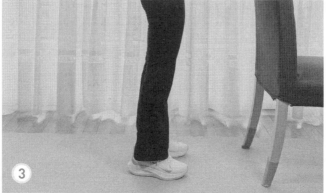

벤치 스텝업은

엉덩이 근육과 허벅지 앞쪽 근육 운동이다.

운동법 영상 보기

운동 방법

① 한쪽 발을 벤치에 올리고 나머지 다리는 곧게 펴고, 가슴도 곧게 편다.

② 숨을 들이마시며 벤치에 올린 다리의 힘으로 벤치 위로 올라가 균형을 잡는다. 이 동작을 마치며 숨을 내쉰다.

③ 다시 원래 자세로 되돌아 온다. 한쪽 다리씩 번갈아 가면서 해도 좋다.

건강에 좋은 벤치 스탭업

• 동작을 할 때 바닥에 닿은 발의 도움을 받지 않고 올라가면 엉덩이 근육이 더 많이 자극된다.

• 변형 운동으로 어깨에 막대를 두고 하면 팔의 추진력을 쓰지 못해 운동의 강도를 높일 수 있다.

• 스텝업 운동은 매우 효과적인 운동이지만 바닥으로 내려올 때 허리 나 무릎에 무리가 가지 않도록 특히 주의해야 한다. 허리나 무릎 상 태가 좋지 않은 사람은 피하는 것이 좋다.

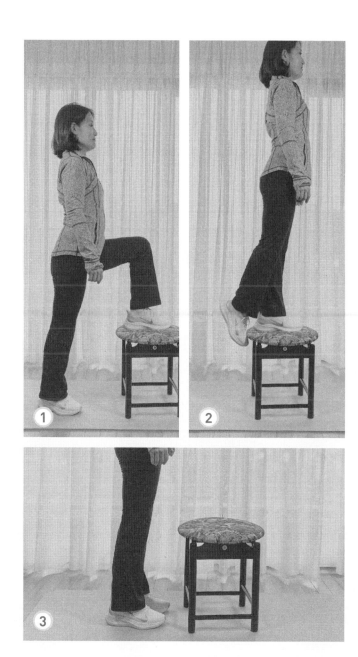

스탠딩 힙 어브덕션 Standing Hip Abduction _ 엉덩이 근육과 복부 운동 2

스탠딩 힙 어브덕션은

엉덩이 근육 운동이다.

운동법 영상 보기

운동 방법

① 팔은 허리에 둔다. 균형을 잡기가 어려우면 한쪽 손을 의자나 벽에 댄다.

② 한쪽 다리로 서서 반대쪽 다리를 최대한 높이 들고, 다시 천천히 원 위치로 돌아온다. 다리를 무리해서 수평 지점까지 올리려고 하지 말고, 할 수 있는 만큼 올린다.

③ 다리를 들면서 숨을 짧게 '후' 하고 내쉰다.

건강에 좋은 스탠딩 힙 어브덕션

• 올렸다 내리는 다리의 엉덩이 근육이 타는 느낌이 들 때까지 반복적으로 하는 것이 가장 효과적이다.

• 변형된 운동으로는 다리를 살짝 앞으로, 살짝 뒤로 들면 각각 다른 근육을 더 강하게 자극할 수 있다.

• 운동의 강도를 높이기 위해서는 탄력 밴드를 허벅지에 감고 동작한다.

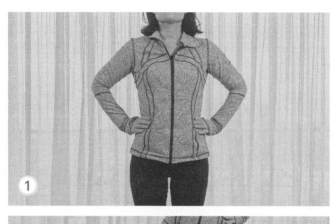

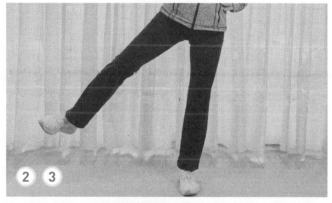

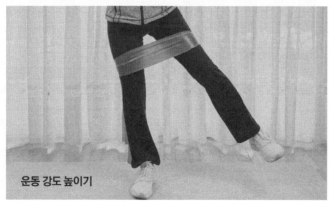

운동 강도 높이기

129

힙 브릿지 Hip bridge _엉덩이근육과 복부 운동 3

힙 브릿지는

엉덩이와 허벅지 뒤쪽 근육 등 코어 근육 강화 운동이다.

운동법 영상 보기

운동 방법

① 등을 바닥에 대고 누워서 무릎을 굽힌 채 양 발을 지면에 붙인다.

② 위 상태에서 손바닥을 아래로 향하여 양 팔을 몸의 방향에 맞추어
나란히 펴서 내려놓는다.

③ 숨을 내쉬면서 발로 바닥을 밀어서 엉덩이를 바닥에서 위로 들어
올린다.

④ 들어 올린 정점에서 약 2초 정도 멈추었다가 다시 엉덩이를 아래
로 내린다. 이때 엉덩이가 바닥에 닿기 전까지만 내리도록 한다.

건강에 좋은 힙 브릿지

• 엉덩이를 들어 올려 정점에서 수축하는 것이 중요하다.

• 엉덩이를 들었을 때 몸이 일자가 되어야 한다. 너무 높이 드는 것은
나쁜 자세이다.

• 동작을 여러 번 반복해야 운동 효과가 나타난다.

• 변형 동작으로는 양 발의 뒤꿈치만 대고 할 수도 있다.

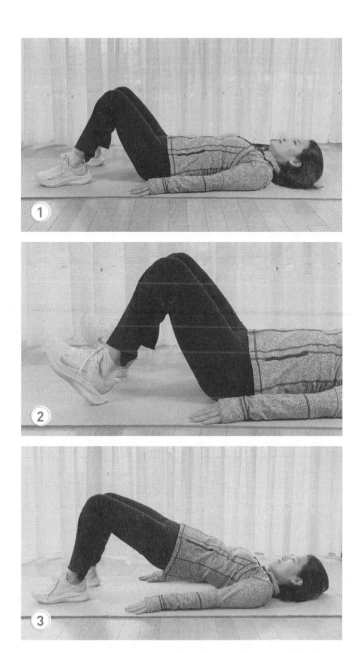

131

근육량을 잘 유지하고 늘리기 위해서는 근력 운동이 중요하지만 잘 먹는 것 또한 매우 중요하다. 특히 단백질 섭취가 중요한데, 2015년 국민건강영양조사 결과에 따르면 우리나라 65세 이상 노인 중 1일 단백질 평균 필요량보다 적게 섭취하는 비율이 약 31%이다. 이는 나이가 들수록 식욕이 감퇴하고 식사량이 감소하기 때문이기도 하다. 신장 질환 등 단백질 섭취를 제한해야 하는 경우가 아니라면 적극적인 단백질 섭취로 근감소증을 예방해야 한다.

그렇다면 단백질을 얼마나, 어떻게 먹어야 할까? 2015년 한국인 영양소 섭취 기준에 따르면 1일 단백질 권장 섭취량은 체중 1kg당 0.91g이다. 체중이 70kg이라면 근육 손실 방지를 위해 하루 약 63g의 단백질이 필요하다.

매끼 밥을 먹는다면 잡곡, 현미 등 곡류에서 약 10~20g의 단백질을 얻을 수 있다. 따라서 단백질이 풍부한 음식을 보충해주어야 하고 비타민 D가 풍부한 식품을 함께 섭취해야 한다. 비타민 D는 골다공증 예방뿐만 아니라 근육세포의 단백질 합성을 촉진하는 등 근육 대사 활동에도 중요한 역할을 하기 때문이다.

③ 스트레칭

스트레칭은 근육이나 인대를 늘여서 관절의 운동 범위를 증가시키고, 근육의 긴장을 완화시켜 몸을 부드럽고 편하게 해준다. 또한, 근골격계 손상을 예방하고 운동 수행 능력을 높여주고 부상을 예방하는 효과도 있다. 또한 스트레칭은 혈액 순환을 증가시켜주며, 신진대사를 좋게 해 몸 속의 노폐물 배출에도 도움이 된다.

그렇다면 스트레칭은 어떻게 해야 할까? 스트레칭, 뭐 아무렇게나 하면 되는 거 아닌가? 생각할 수도 있지만, 건강에 이로운 스트레칭을 위한 몇 가지 방법을 알고 한다면 더욱 효과적이다.

먼저, 스트레칭은 가볍게 시작해야 한다. 절대 과격하게 움직이지 않아야 한다. 통증이 유발되지 않도록, 천천히 늘려주어 근육이 팽팽해짐을 느낄 때까지 한 다음 서서히 긴장을 풀어주어야 한다.

만약 통증이 유발될 때까지 스트레칭을 하면 우리의 몸이 이 상황을 위험한 상황으로 인식해 방어기전으로 근육이 수축된다. 이는 우리가 스트레칭을 통해 얻고자 하는 목표와는 반대의 결과이기 때문에 스트레칭을 할 때는 통증이 유발되지 않게 몸이 쭉 뺀는다는 느낌은 들지만 아프지는 않은 정도로 하면 된다. 평소보다 근육의 길이를 10% 정도 늘려준다고 생각하면서 하자.

호흡은 어떻게 하면 좋을까? 멈춰야 할까? 아니다. 천천히 리듬에 맞춰 조절해야 한다. 마음 속으로 하나, 둘, 셋! 이렇게 숫자를 세면서 편하게 숨을 들이시고 내쉬면서 하면 된다. 자연스럽게 호흡하는 것이 중요하다.

스트레칭은 언제 어디서나 쉽게 시작할 수 있다. 사무실에서 앉아서 할 수 있는 스트레칭을 몇 가지 소개한다.

어깨와 팔, 등을 풀어주는 스트레칭

어깨와 팔, 등을 위한 스트레칭은

운동법 영상 보기

팔과 등, 어깨 뼈, 등 뒤 견갑골 부위를 늘려주는 스트레칭이다. 컴퓨터 작업을 많이 하는 경우 특히 도움이 된다.

운동 방법

① 깍지를 껴 손바닥이 바깥쪽을 향하게 해서 두 팔을 앞으로 쭉 뻗는다. 10초에서 20초 정도 자세를 유지하고, 최소 2번 한다.

② 깍지를 껴 두 팔을 위로 쭉 펴주면서 손바닥이 머리 위쪽으로 향하게 한다. 팔과 갈비뼈 윗부분이 늘어남을 느끼면서 두 팔을 늘린다고 생각하며 한다. 10초 정도 유지하고 3번 실시한다.

③ 머리 위로 두 팔을 뻗은 채, 오른손으로 왼손의 손등을 잡고 왼팔을 옆으로 당긴다. 두 팔은 편안하게, 가능한 쭉 뻗는다. 반대쪽도 실시한다.

건강에 좋은 어깨/팔 스트레칭

• 어깨가 긴장되는 것이 느껴진다면 어깨를 귀 쪽으로 올려주고 5초 동안 그대로 있다가 어깨를 정상적인 자세로 내려주면서 긴장을 풀어준다.

• 여러 번 해주면 효과가 좋다.

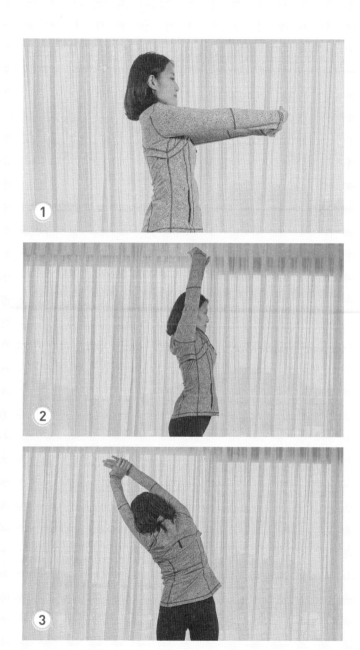

목을 풀어주는 스트레칭

목에 좋은 스트레칭은

멕켄지 신전 동작으로 목 디스크 손상과 탈출을 치료하고

예방해준다.

운동법 영상 보기

운동 방법

① 허리는 꼿꼿하게 펴고 가슴을 활짝 열고, 손을 어깨 위로 들고 양쪽 견갑골이 가까워 지도록 한다.

② 턱을 들면서 코로 숨을 들이마시면서 목을 천천히 뒤로 젖힌다.

③ 어깨는 힘을 빼서 편한 자세로 하고, 이 자세를 5~10초간 유지한 후, 입으로 숨을 내쉬며 바른 자세로 돌아온다.

건강에 좋은 목 스트레칭

- 목 스트레칭의 바른 자세는 귀가 어깨와 일직선이 된 상태에서 정면을 바라보는 자세이다. 신전 동작을 할때 중요한 것은 통증이 유발되지 않는 정도를 유지하는 것이다.

- 손을 어깨 위로 들면 견갑골을 가깝게 하기 쉬운데 공간이 좁을 때는 팔을 옆에 붙인 상태로 해도 된다.

- 등받이가 있는 의자에 앉아 진행해도 좋다. 엉덩이를 최대한 의자에 붙여 앉되, 통증이 유발되지 않을 정도로만 해야 한다.

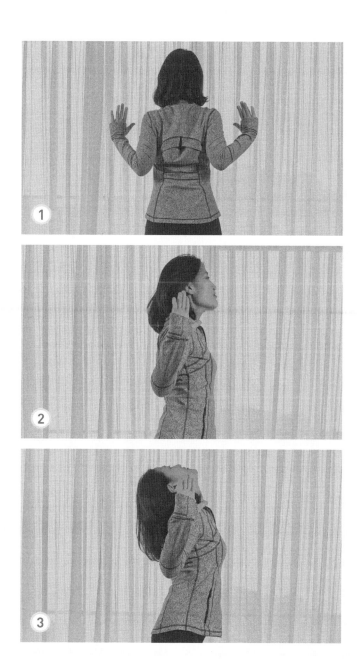

무릎 관절을 풀어주는 스트레칭

무릎 관절에 좋은 스트레칭이란?

운동법 영상 보기

무릎 주변 근육과 인대를 자극하는 동작으로 이루어진 스트레칭이다.

운동 방법

의자에 앉아서 할 경우

① 가슴을 펴고 허리를 바로 세우고 골반을 세우고 의자에 앉아서 다리를 앞으로 쭉 뻗는다.

② 약간의 힘을 주어 발끝을 몸 쪽으로 당기고, 힘을 빼며 발끝을 펴준다. 무릎 위치는 고정한 채, 허벅지 앞쪽에 힘을 주고 무릎 안쪽이 확실히 늘어나는 것을 느끼면서 5회씩 반복하면 된다. 한쪽 발을 하고 다른 쪽 발을 해도 된다.

바닥에 앉아서 할 경우

1 다리를 펴고 바닥에 앉아 양 무릎과 복사뼈를 붙인다.

2 약간의 힘을 주어 발끝을 몸 쪽으로 당긴 후 힘을 빼며 무릎과 발끝이 일직선이 되도록 펴준다. 5초에서 10초를 당긴 상태로 유지한다. 5회씩 반복한다.

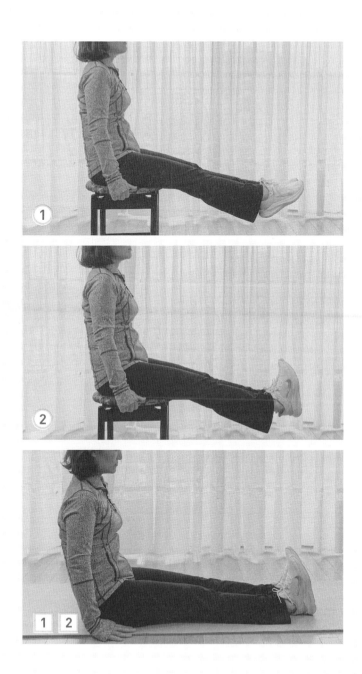

라이프스타일 메디슨
관절 관리법

진료를 하다 보면 운동을 열심히 하다가 무릎이 아프거나 허리가 아파서 중단하는 사람을 아주 많이 만나게 된다. 사람의 관절은 서른이 될 무렵 성장이 최고조에 다다른다. 개인마다 차이가 있을 수 있지만 서른 즈음에 관절이 가장 튼튼하고 그 이후로는 서서히 늙어간다. 내 생각에 가장 흔히 손상되는 근골격 부위는 목, 허리, 무릎인 것같다.

① 거북목 증후군

지금 하던 동작을 멈추고 자세를 한 번 확인해보자.

혹시 목을 앞으로 빼고 허리는 구부정한 자세로 앉아 있지 않은가? 사람을 옆에서 보았을 때, 어깨 중심과 귀를 이루는 선이 일직선일 때를 바른 자세라고 한다. 그런데 우리는 일상생활에서 고개를 앞으로 숙이고 생활할 때가 많다. 고개가 어깨보다 앞으로 2.5cm 이상 빠져나와 있을 때 일자목, 일명 '거북목 증후군'을 의심할 수 있다.

목은 머리의 무게를 지탱하는 부위이다. 머리 아래에 7마디의 경추가 여러 가지 근육과 함께 5~6kg에 달하는 머리를 떠받치고 있다. 건강한 목뼈는 우리가 똑바로 선 자세를 옆에서 봤을 때 앞쪽이 볼록

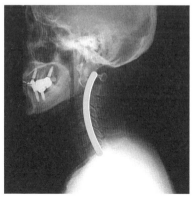
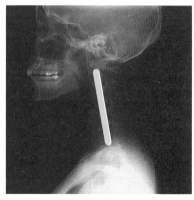

정상 목
경추가 앞으로 볼록한 C자 곡선

거북목
측면에서 볼 때 일직선

흰 지선스리오 C지형 ~~곡선~~으로 머리이 무게를 여러 방향으로 분산시켜준다.

C자형 곡선은 용수철처럼 탄성을 가지고 있기 때문에 외부의 충격을 분산시킬 수 있다. 하지만 잘못된 자세, 즉 목을 숙이는 자세를 지속하면 목뼈에 부담이 가해져 목뼈의 배열이 비정상적으로 변형된다. 옆에서 봤을 때 목이 일자로 변형되는 질환을 일자목, 또는 거북목 증후군이라고 한다.

그렇다면 거북목 증후군이 왜 위험할까? 목이 앞으로 1cm 빠질 때마다 목뼈에는 2~3kg의 하중이 더 실린다. 거북목 증후군인 사람들은 목에 최고 15kg까지 하중이 더 실릴 수 있다.

거북목 증후군의 대표 증상은 목덜미와 어깨의 뻐근한 통증이다. 근육이 과도하게 긴장하는 상태가 오래 지속되어 근육이 굳어지면서 통증을 유발하는 것이다. 심해질 경우 팔이 저리기도 하고 두통이 생기고 쉽게 피곤해지며 이와 더불어 작업 능률이나 학습 능력이 떨어질 수 있다.

또한 거북목 증후군에 걸린 사람은 목의 충격 완화 능력이 떨어져 외부 충격이 분산되지 않고 특정 부위에 하중이 집중되면서 목 디스크가 오거나 퇴행성 질환이 생기기 쉽다.

일자목은 왜 생기는 걸까?

45세 컴퓨터 프로그래머인 한 남자분은 어깨 통증과 목 뒤의 뻐근한 증상에 팔이 저린 증상까지 더해지면서 더 이상 일을 할 수가 없어 병원을 찾아왔다. X-ray를 찍어본 결과 일자목으로 진단되었다.

잘못된 자세로 컴퓨터 작업을 하루 10시간 정도 했기 때문인데, 일자목은 나이가 들면서 퇴행성 변화로 인해 목과 척추의 근육이 없어지면서 잘 생기지만 요즘에는 잘못된 자세가 주요 원인으로 떠오르고 있다.

그렇다면 앉아 있을 때 어떤 자세가 바른 자세일까? 의자에 앉을 때는 허리는 펴고 턱은 가슴 쪽으로 끌어당겨야 한다. 어깨와 날개 뼈를 의자에 바짝 붙인 상태를 유지하는 것이 좋고 팔은 책상에 자연스럽게 놓고 무릎은 90도로 바르게 세운다.

현대인들은 컴퓨터 작업을 하는 시간이 많다. 오랜 시간 컴퓨터를 사용할 때는 모니터를 눈높이 정도로 두는 것이 좋다(눈높이보다 약간 높아도 괜찮다). 컴퓨터 모니터를 볼 때 턱을 앞으로 빼는 습관이 있다면 고쳐야 하고 바닥에 책이나 신문을 두고 장시간 읽는 것도 지양해야 한다. 고개를 숙이지 않도록 해야 한다.

스마트폰을 사용할 때도 가능한 고개를 숙이지 않도록 한다.

운전할 때도 주의할 점이 있다. 운전할 때는 등받이를 약 10도 정도 젖혀 허리와 목이 바로 세워지도록 해 고개가 앞으로 나오지 않도록 하고 등과 엉덩이를 시트에 밀착하며 머리는 받침대에 기대는 것이 좋다.

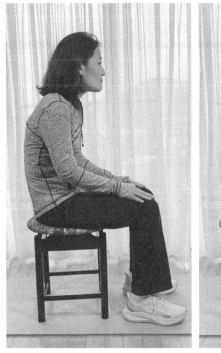

잘못된 앉기

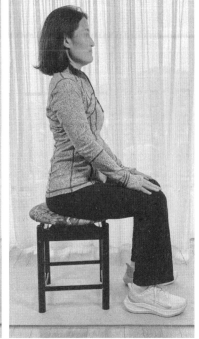

바르게 앉기

② 목 디스크

목뼈, 즉 경추는 머리 아래 7마디의 뼈로 이루어져 있다. 뼈의 앞쪽에는 평피짐한 원통의 척추체가 있는데, 이 원통들이 우리 몸을 받쳐준다. 척추체와 척추체 사이에 디스크라는 물렁뼈가 끼어 있는데 이 디스크가 목뼈에 가해지는 충격을 흡수한다. 목이 아픈 원인은 대부분 바로 이 디스크가 손상됐기 때문이다.

그렇다면 어떻게 해야 목 디스크를 오랫동안 건강하게 사용할 수 있을까?

첫째는 서 있을 때나 걸을 때, 앉아 있을 때 허리를 펴는 것이다.

서 있는 사람을 옆에서 보면 목과 허리가 앞으로 휘어진 C자형 곡선을 만들고 있고 이러한 곡선이 유지되어야 디스크에 걸리는 압력이 최소화된다.

목의 곡선이 없어지면 목의 움직임은 30% 가량 줄어들고 목 디스크에 걸리는 압력이 많게는 90%까지 증가된다. 허리가 구부정해지면 허리 곡선이 무너지면서 목이 앞으로 쭉 빠지며 목의 곡선도 무너지게 된다. 역으로 생각하면 허리만 꼿꼿이 세워도 목이 건강해진다는 것이다.

둘째, 고개를 숙이는 자세를 피하는 것이다.

목은 머리의 무게를 지탱한다. 2014년 뉴욕의 정형외과 의사인 한스 라지 박사는 목을 앞으로 수그리는 정도에 따라 목에 가해지는 머리의 무게가 달라진다는 사실을 발표했다.

머리 무게를 5kg으로 가정했을 때 머리를 15도 수그리면 12.3 kg, 30도 수그리면 18.2kg, 60도 수그리면 머리의 무게가 30kg에 가까워진다는 것이다. 이렇듯 고개를 많이 숙일수록 경추에 작용하는 무게가 늘어나며 지속적으로 고개를 숙인다면 목 디스크가 찢어져 목디스크가 생긴다.

우리가 일상에서 고개를 숙일 때는 주로 스마트폰과 컴퓨터를 볼 때이다. 집중할수록 허리는 구부정해지고 고개는 숙여진다. 그러므로 스마트폰을 볼 때는 무조건 스마트폰을 높이 들어 눈높이에 맞도록 해야 한다. 스마트폰을 눈높이에 두고 사용하라고 하면 '팔이 아픈데 어떻게 보라는 거야?'라고 생각하는 분들이 많을 것이다. 그렇다. 스마트폰을 높이 들고 보다가 팔이 아프면 잠시 스마트폰을 내려놓아야 할 때인 것이다.

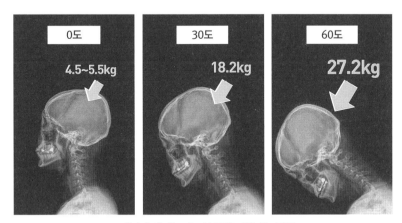

고개가 숙여지는 정도와 목에 가해지는 하중

컴퓨터를 사용할 때는 모니터를 눈높이에 두어 고개가 숙여지지 않도록 하는 것이 좋다.

또 한 가지, 소파에 누워 높은 팔걸이를 베개 삼아 자는 것을 피해야 한다. 이렇게 자면 목이 앞으로 구부러지고 목 디스크에 힘이 가해지면서 디스크 손상이 올 수 있기 때문이다.

셋째, 잠을 잘 때 베개의 선택이 중요하다.

딱딱한 베개나 높은 베개는 피해야 한다. 누웠을 때 머리가 약간 뒤로 젖혀지고 목을 받쳐주는 베개를 사용하자. 머리 부분이 꽉 끼도록 만들어진 베개도 추천하지 않는다. 잠자는 동안에도 목이 자연스럽게 움직여야 하는데 꽉 끼는 베개는 이것을 막기 때문이다.

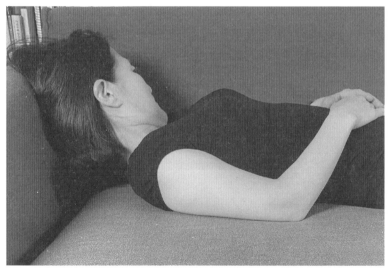

디스크 손상을 부르는 나쁜 자세

옆으로 누워 잘 때 베개가 너무 높거나 낮으면 목이 옆으로 꺾이게 되어 디스크에 손상을 줄 수 있으므로 목이 꺾이지 않도록 해야 한다. 결국 바른 자세가 답이다.

③ 허리 통증

전 인구의 80%는 일생에 한 번 이상 허리 통증을 경험한다고 한다.

척추는 우리 몸 중앙에서 몸무게를 지탱하며 중요한 중추 신경인 척수를 보호한다. 허리를 지탱하는 부위를 요추라고 하는데 요추는 다섯 개의 척추 뼈로 구성되어 있다. 그 뼈들 사이에는 디스크가 있어 허리를 구부리게 해주고 뼈에 가해지는 충격두 흡수한다 이 뼈와 디스크 주위를 인대와 후방관절 같은 강한 구조물과 근육 조직이 둘러싸며 보호하고 있다.

사람의 허리는 서 있을 때 자연스럽게 활처럼 휘어지는데, 이러한 자연 곡선을 요추전만이라고 하고 이를 유지하는 것이 척추 건강을 지키는 데 무척 중요하다.

그렇다면 허리 건강을 위해서는 일상 생활에서 어떤 자세를 취해야 할까? 누워 있을 때, 앉아 있을 때, 서 있을 때, 걸어 다닐 때, 바닥에 있는 물건을 주울 때 모두 허리의 자연 곡선을 유지하도록 노력하고 바른 자세를 습관화해야 한다.

바닥에 있는 물건을 들 때는 먼저 허리가 쭉 펴지게 하고 허리를 시멘트로 고정하듯이 견고하게 고정한 후 다리 힘, 특히 엉덩이 근육의 힘을 이용해서 들어올려야 한다. 허리를 꼿꼿하게 세워 앉는 자세는 목 자세도 좋게 만든다. 하지만 아무리 좋은 자세라도 오래 유지하면 안 좋으므로 15분에서 30분에 한 번은 일어났다가 다시 앉는 습관이 필요하다.

차 뒷자리에 앉을 때는 허리 뒤에 쿠션을 놓으면 바른 자세를 더 쉽게 유지할 수 있다. 서 있을 때는 가슴을 활짝 펴고 허리를 꼿꼿이 펴고, 누워 있을 때도 허리의 자연 곡선이 유지되도록 하자.

그렇다면 허리 건강에 좋은 운동은 무엇일까? 맥켄지meckengee 신전 운동을 추천한다(구체적인 운동 방법은 p150를 참고한다).

일상생활에서 흔히 하는 허리에 나쁜 자세도 고쳐야 한다. 허리에 나쁜 자세란 허리의 자연곡선이 무너진 자세이다. 가장 흔한 나쁜 자세는 의자에 엉덩이를 반만 걸치고 앉는 것, 허리를 구부린 자세로 일하는 것이다. 또 바닥에 앉아 있을 때는 허리의 자연 곡선을 유지하기가 매우 어려우므로 허리가 아픈 경우 바닥에 앉아야 하는 자리를 피하는 것이 좋다. 또한 허리를 구부린 채로 오랜 시간 유지하는 작업은 모두 허리 디스크를 손상하는 자세이므로 가능한 피해야 한다.

허리 건강에 안 좋은 운동도 있다. 윗몸 일으키기, 누워서 다리 들었다 내렸다 하기, 허리를 숙이는 스트레칭 등은 모두 허리에 무리가 가게 하는 운동이다.

이 운동들은 복근 강화와 허리 근육을 단련하는 데 효과적이지만 일단 디스크가 손상되어 허리가 아픈 사람이나 과거 아픈 적이 있는 사람에게는 허리 디스크를 더욱 손상시킬 수 있으므로 권장하지 않는다.

물론 허리 디스크가 튼튼할 때 이런 운동을 많이 해두면 나이 들어 건강한 허리를 유지할 수 있다. 하지만 40대 이상이라면 다른 방법으로 복근 강화와 허리 근육을 강화하기를 권한다.

통증이 있을 땐 허리를 튼튼히 해야 한다는 생각은 잠시 접어둔다. 허리에서 통증이 느껴지면 손상된 디스크가 빨리 아물도록 해야지 주변 근육을 단련할 때가 아니다. 척추 주변 근육 강화는 디스크가 손상되기 전에 해야 한다.

엎드려 하는 멕켄지 Meckengee 운동 _허리

멕켄지 운동은

운동법 영상 보기

손상된 디스크를 빨리 아물게 하고 요통을 예방할 수

있는 운동이다.

운동 방법

① 몸의 근육에 힘을 빼고 엎드린다. 숨은 천천히 코로 들이마시고 입

으로 천천히 숨을 끝까지 내쉰다.

② 턱을 괴고 하고 통증이 없으면 팔꿈치로 상체를 지지하며 자세를

유지하고 숨쉬기를 한다.

③ 팔을 완전히 펴서 자세를 유지한 채, 천천히 코로 들이마시고 입으

로 천천히 숨을 끝까지 내쉰다.

건강에 좋은 멕켄지 운동

- 동작을 할 때 통증이 느껴지지 않아야 한다. 통증이 없는 가장 높은

  단계에서 심호흡을 하면서 자세를 유지한다.

- 엎드려 숨을 쉴 때 통증이 유발되지 않으면 두 주먹을 턱 아래 놓고

  팔꿈치로 상체를 지지하고, 팔을 완전히 펴는 자세로 단계를 높여

  간다

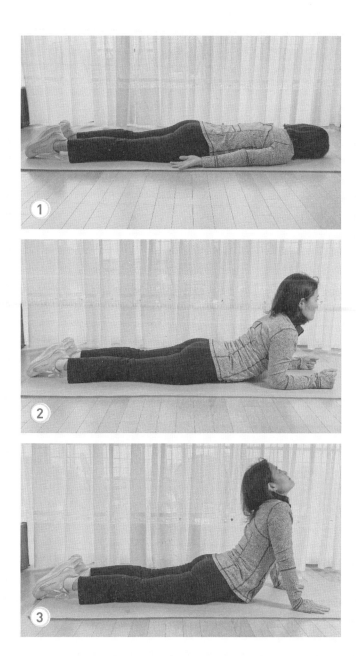

151

매일 계단을
걸어서 오르는 이유

부끄러운 나의 운동 일지

나는 언제부터 운동을 했는지 생각해보았다. 운동을 한 기억이 별로 없다. 좋아하지 않았기 때문일 것이다.

내가 대학을 졸업하기 전까지 한 운동이라고는 수영, 테니스, 스키 이 세 가지가 전부다. 수영은 초등학교 때 엄마가 배우라고 하셨다. 생존 운동으로서였다. 물에 빠지면 살아야 하니까. 테니스는 왜 배우기 시작했는지 잘 기억이 나지 않지만 언니하고 일 년 정도 배운 것 같다.

본격적으로 운동을 시작한 것은 둘째를 낳은 후였다. 첫째를 낳고 헬스클럽에 등록했지만 한 달에 두세번 가는 것이 전부였다. 둘째를 낳고 제대로 된 운동을 시작했다. 고마운 PT 선생님 덕분이었다.

운동을 하면서 식이 조절을 하니 살이 빠졌다. 신기했다. 나도 살을 뺄 수 있구나 생각이 들어 신이 났다. 열심히 했다. 하지만 한 해 한 해 시간이 갈수록 명맥만 유지할 뿐, 목표나 즐거움이 없어졌다. 그러던 중 혼자 근력 운동을 하다가 골반 뼈를 삐끗한 적이 있었다. 2주일 정도 운동을 하지 않고 쉬면서 약을 먹는데도 완전하게 좋아지지 않았다. 혹시 다른 문제가 생긴 것은 아닌지 불안한 마음에 재활의학과 진료를 보았다. 아직도 그때 만났던 재활의학과 교수님 말이 잊히지 않는다.

"노화입니다. 퇴행성이니 몸을 조심해서 아껴 쓰세요."

얼마나 놀랐던지. 아직 마흔도 되지 않았는데 퇴행이라니…. 그 후로 겁이 많아졌다. 근육, 인대, 관절에 문제가 생기면 운동과는 이별이라는 것을 알기에 운동을 열심히 하기가 무서워졌다. 그런데 지금 생각해보니 운동하기가 지루해져서, 하기 싫어서, 다치면 안 된다는 핑계를 대며 게을리 했던 거다.

2012년 미국에 갔을 때는 딸과 함께 운동을 했다. 딸이 초등학생이었다. 운동을 시켜야겠다고 생각했다. 어쩌면 같이 할 수 있는 운동 무엇인지 고민했다고 하는 것이 맞을 것 같다.

줄넘기를 하자고 했다. 아들과도 깜깜한 밤에 줄넘기를 시도했었다. 하지만 아들과는 제대로 하지 못했다. 달력에 그날그날 한 개수를 적었다. 처음에는 300개 정도에 숨이 차고 하기 싫어졌었다. 하지만 매일 했다. 따뜻하고 화창한 캘리포니아 하늘 아래에서. 최고로 많이 한 날은 2000개를 넘겼다. 딸과 누가 더 많이 하나 내기도 하면서 개수를 늘려나갔다. 성장기에 줄넘기는 키 크는 네 도움이 되고 몸무게가 늘어나는 것도 줄일 수 있기에 아주 좋은 운동이라고 생각한다. 물론 딸만 줄넘기를 시킬 수도 있었다. 하지만 같이 했다. 하기 싫은 것은 혼자보다 같이 하는 것이 수월하니까.

1년 뒤 서울로 돌아왔다. 다시 바빠졌다. 2013년 8월부터는 점심시간을 이용해서 운동을 했다. 유산소 운동을 위해 50분 동안 에어로

빅 동영상을 틀어놓고 따라했다. 운동량이 상당했기에 효과는 있었지만, 점심 시간에 회의가 많아 못 하는 날이 많았다. 그래도 2015년 한 해 동안 유산소 운동 90번의 목표는 겨우 채워 나갔다.

중년 여인, 몸짱에 도전하다

2015년 여름, 다시 헬스클럽을 등록했다. 겨울이 되면서 다니던 헬스클럽에 캐틀벨kettlebell 수업 새벽반이 개설되었다. 첫날 수업에 가니 수강생은 나 혼자였다. 너무 이른 시간이어서 그랬을까? 선생님과 머쓱한 인사를 나누고 수업을 시작했다. 개인 수업이 되어버렸다.

어느 날 헬스클럽 선생님이 운동을 하는 이유를 물어봤다. 2004년부터 십 년 넘게 운동을 한다고 하는데 쉽지가 않아서 유산소 운동 효과도 높고 근력 운동도 되는 캐틀벨에 도전한다고 했다. 그리고 운동을 아주 열심히 하는 언니가 나에게 같이 몸을 한 번 만들어보자고 제안했지만 40대 후반에 몸짱이 가당한 일이냐며 손사래를 쳤다는 이야기도 전했다. 그러자 강사가 불쑥 한마디 했다. "고객님도 몸 만들어서 충분히 바디 프로필을 찍을 수 있습니다. 왜 안 된다 생각하세요?" 그는 사뭇 진지했다. 나는 못한다고 했다. 마흔 살 넘어서 무리하게 운동하다 다치면 더 이상 운동은 불가능하다며 거절했더니, 선생님은 캐틀벨보다 보디빌딩을 해보자고 제안했다. 도와주겠다고. 할 수 있다고. 순간 솔깃했지만 PT 비용도 부담스럽고 솔직히 할 수 있을 것 같지가 않았다. 생각해보기로 하고 그날은 마무리를 했다. 며칠 뒤 나는 선생님께 전화를 했다.

"선생님~ 제가 나갈 보디빌딩 대회가 있을까요? 아무리 그래도 20대랑 같이 출전할 수는 없지 않을까요? "

그의 답은 명쾌했다.

"석 달 동안 열심히 운동하시면 되고요. 대회가 내년 2월 말부터인데 3월 중순에 나가시는 것을 목표로 하면 어떨까요? 매일 운동하셔야 하고 식사 조절은 필수입니다."

나는 또 질문을 했다.

"술은 전혀 마시면 안 될까요? 와인 한두 잔 하는게 낙인데…."

"운동하는 데 방해만 되지 않는다면 한두 잔은 괜찮습니다."

전화기 너머로 들려오는 우렁찬 선생님의 목소리에 나는 결심을 했다. "네, 그럼 해볼게요." 하지만 자신은 없었다. 대회를 준비하는 동안 출근 이외에는 운동만 하기로 마음 먹었다. 초등학생 딸에게 몇 달 동안 엄마 얼굴을 더 많이 못 볼 것 같다고 이해해달라고 했다. 남편에게 딸을 부탁했다.

1월부터 시작하기로 했으나 하루라도 빨리 시작하는 것이 좋을 것 같아 12월 21일부터 운동을 시작했다. 12월 21일 이후에도 송년 모임이 많았는데 나는 모임에 가서도 식단 조절을 했다. 모시고 있던 원장님께서 한 말씀 하셨다.

"김 선생은 왜 풀만 먹고 있어? 술도 한 잔 안 하고…."

"원장님 제가 시작한 일이 있어서요. 이 일이 끝날 때 까지만 절주

하겠습니다."

그렇게 운동을 시작했다. 무조건 유산소 운동은 하루에 한 시간 이상, 두 시간을 할 때도 있었다. 근육 운동도 매일 했다. 수업을 하고 혼자 할 수 있는 운동을 배우고 아침 저녁으로 헬스클럽에 갔다.

나도 나지만 선생님의 파이팅도 엄청났다. 아침에 수업하고 출근했다가 다시 헬스클럽으로 퇴근하면 선생님도 오전에 수업하고, 오후에는 다른 곳에서 수업하고 다시 나를 봐주기 위해 저녁에 헬스클럽으로 왔다. 매일 새벽 5시에 일어나 도시락을 들고 운동을 하러 갔다. 시작한 지 열흘이 지나고 2015년 마지막 날, 늘 입던 바지가 헐렁해지기 시작했다. 그렇게 2016년을 맞이하고 나는 오로지 운동에 집중했다.

운동 5주차. 체지방률이 줄고 근육이 늘고 있었다. 유산소 운동을 하루에 2시간을 하는 날이 많아졌다.

나는 운동을 하면서 근육을 만들기 위해 단백질 셰이크를 먹고 싶지 않았다. 선생님은 먹기를 권했다. 근육을 키우기 위해서는 하루에 체중 1kg당 2g의 단백질이 필요하다고 한다. 하지만 철저히 식단 조절을 하면서 필요한 양의 단백질을 먹는 것은 거의 불가능했다. 고민을 했다. 자료를 찾기 시작했다. 단백질 셰이크가 안전하다는 문헌을 찾기가 쉽지 않았다. 열심히 찾았다. 내가 문헌 검색을 통해 얻은 결론은 건강한 성인에서 근육을 키울 목적으로 단백질 보충을 할 때 6개월 이내로 섭취할 수 있다는 것이었다. 운동 10주차부터 단백질 보충제를 먹기 시작했다.

　운동 11주차. 유산소 운동 시간을 늘렸다. 하루 3시간씩 했다. 그리고 보디빌딩 대회 신청서를 냈다.

　보디빌딩 대회에는 규정 포즈가 있다고 했다. 2016년 3월 19일 포즈를 배우러 갔다. 그런데 선생님의 말은 충격적이었다.

　"대회에 나가려면 적어도 한 달 반 전부터는 포즈 연습을 해야 하는데 2주만 남기고 오셔서 매우 난감하네요." 그리고 대회에 나가려면 체지방이 10%이하여야 한다고 했다.

　13주 동안 무리 없이 달려왔다고 생각했는데 여기서 무너지는 건가? 갑자기 자신이 없어졌다.

　우울해하던 차에 아들이 한 마디 흘리고 갔다. "목표를 정했는데 못 하면 좀 찝찝하잖아요." 그렇다. 아들에게 보여줄 것이다. 이 엄마는 한다면 한다는 것을.

　마지막 3주는 운동을 하루에 5시간씩 했다. 대회가 다가오자 무(無)탄수화물 식이를 했다. 탄수화물을 거의 먹지 않았다. 하루 500칼로리 이내로 먹었다. 수분도 제한했다. 그러고는 대회 전날 탄수화물만 먹으라고 했다. 나는 시키는 대로 했다.

　드디어 대회 전날. 선생님이 찜질방에 가라고 했다. 찜질방에 가서 몸의 수분을 다 말려 피부가 살에 딱 달라붙어야 근육이 더 예쁘게 보인다는 것이었다. 입이 바짝바짝 말랐다. 내일이 대회다. 하루만 참으면 된다.

대회 날. 새벽 4시 반에 일어나 도시락을 쌌다. 흰밥에 명란젓, 매실 장아찌! 딱 보기에도 짠 음식을 잔뜩 넣어 주먹밥을 만들었다. 대회 직전에는 탄수화물 폭탄과 짠 것을 먹어야 근육이 잘 부풀어 오른다고 해서 준비했다. 무대에 오르기 전, 목이 너무 말랐다. 그런데 물 없이 탄수화물을 먹어야 했다. 다른 출전자들도 모두 물 없이 꾸역꾸역 탄수화물을 섭취하고 있었다. 그리고 나는 무대에 올랐다.

드디어 대회가 끝났다. 버라이어티했던 나의 몸 만들기 프로젝트 16주가 무대 위에서 마무리되었다. 나의 운동 인생에서 보디빌딩은 아주 큰 사건이었다. 바디 프로필을 찍고 2주 만에 가로 복근이 없어졌다. 슬펐다. 대회를 마치고 정신을 차려보니, 나는 다시 의사가 되어 있었다. 16주간 내가 수행했던 보디빌딩 매뉴얼을 하나하나 복기해보니, 결코 건강하다고는 할 수 없는 과정이었다. 제일 나쁜 행동은 수분을 제한하고 대회 전날 찜질방에 간 것이다. 신장이 망가질 뻔했다. 하지만 나는 그때의 도전에 후회하지 않는다. 나는 건강이 아니라 예쁜 몸 만들기에 잠시 도전을 했던 것이다. 그동안 지루하게만 생각했던 운동을 제대로 즐기기 위해서.

매일 39층을 걸어서 오르는 이유

요즘 나는 운동을 못하는 날에는 계단을 걸어 올라간다. 39층에 있는 병원까지. 물론 내려올 때는 엘리베이터로 내려온다. 나의 소중

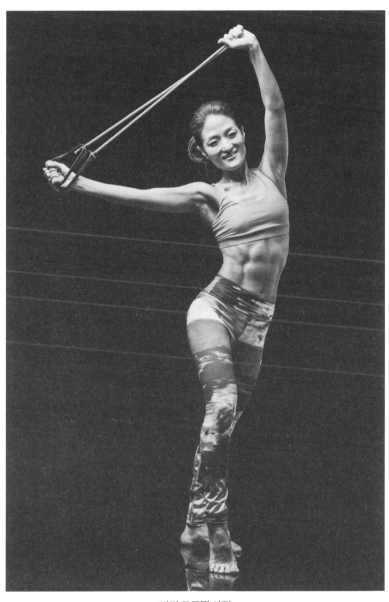

바디 프로필 사진

한 무릎을 보호하기 위해서.

계단 오르기가 건강에 좋다는 것은 알았지만 하지는 않았다. 해보니 좋다. 권유할 만하다. 나처럼 한 번에 39층을 오르라는 이야기가 아니다. 할 수 있는 만큼만 하고 남은 층은 엘리베이터를 타면 된다.

처음에 39층 계단을 오를 때 몇 분이 걸리는지 측정해보았다. 15분이 넘었다. 지루한 계단 오르기를 조금 재미나게 하기 위해 시간을 단축하기로 했다.

한 번도 쉬지 않고 오르게 되었고 컨디션이 나쁘면 12분대, 컨디션이 좋으면 11분대였는데 최근에 기록을 갱신했다. 10분 52초 28. 그날은 의욕이 앞서서 좀 무리를 했다. 앞으로는 기록에 욕심 부리지 않고 천천히 속도를 높여보려 한다. 누군가 좀 더 연습해서 계단 오르기 대회에 출전해보라고 했다. 그것도 재미있을 것 같다.

2017년 세계보건기구 WHO에서 OECD 35개 회원국의 기대수명을 분석해 발표했다. 2030년에 태어나는 한국 여성의 기대수명이 세계 최초로 90세를 넘어섰으며, 한국 남성의 기대수명도 처음으로 세계 1위를 기록했다는 결과였다. 기대수명이 이렇게 늘어나고 있는데 우리에겐 여전히 해결하지 못한 숙제가 남아 있다. 바로 아프지 않고 오래 사는 것 말이다.

김선신 교수가 제안하는

바쁜 직장인을 위한 운동 처방전

➡ 출퇴근시 대중교통을 이용한다. 자가용을 이용하는 경우 가능한 입구에서 멀리 주차한다.

➡ 사무실까지 계단을 적극 이용한다(계단을 오를 때는 '스텝업'을 활용한다). 너무 높은 층에 있는 경우 가능한 층까지만 걸어 올라가고 이후 엘리베이터를 탄다.

➡ 일하는 중간중간 어깨, 목, 팔, 무릎 스트레칭을 한다.

➡ 자리에서 가장 멀리 있는 화장실을 이용한다.

➡ 점심은 사무실에서 10~15분 정도 떨어진 곳에서 먹는다. 구내식당에서 식사를 하는 경우 식사 후에 20분 정도 회사 주변을 걷는다.

➡ 퇴근할 때는 한 정거장 전에 내려서 집까지 걸어간다.

➡ 저녁 약속이 있는 경우 약속 장소에 2~30분 일찍 도착해서 주변을 걷는다.

LIFESTYLE MEDICINE

PART

04

LIFESTYLE MEDICINE

평균수명이
아닌
건강수명을
늘려라

LIFESTYLE
MEDICINE

우리 국민의 기대수명은 평균 83세, 건강 나이는 64세다.
80여 년을 살지만 20년 가까이
질병과 아픔으로 고생을 하다가 생을 마감한다는 얘기다.

조선시대에는 평균 수명이 35~40세로 추정될 정도로 장수하는 사람이 흔치 않았다. 그래서 우리 조상들은 60살까지만 살아도 큰 복으로 생각하고 잔치를 열어 이를 축하했다. 멀리 가지 않더라도 90년대까지 만해도 일가 친척들이 모두 모여 예순 살을 맞은 어르신의 장수를 축하하는 환갑 잔치가 흔했지만, 바야흐로 100세 시대를 맞은 지금은 옛 풍습이 되어버린 지 오래다.

통계청 발표에 따르면, 2018년 우리 국민의 기대수명은 평균 83세. 이 기대수명에서 질병과 부상의 기간을 뺀 건강나이는 64세. 80여 년을 살지만 사실, 20년 가까이 질병과 아픔으로 고생을 하다가 생을 마감한다는 얘기다. 최근 한 보험사에서 실시한 설문 조사에선 성인 남녀 10명 중 8명이 심각한 질병에 걸린 채 오래 사는 것보다 짧더라도 건강하게 사는 게 더 낫다고 응답했다고 한다.

무조건 장수가 아닌 하루를 살아도 건강하고 활기차게 살 수 있는 건강수명이 중요한 시대가 된 것이다. 하지만 이러한 인식의 변화에도 불구하고 우리의 몸은, 일상의 변화는, 여전히 더디기만 하다. 그동안 만나온 많은 환자들의 경우도 마찬가지였다. 당장의 급한 불만 끄면 다시 일상으로 회귀하고 만다. 아직은 그럭저럭 버틸 만하다고. 지금은 그럴 여유가 없다고.

아픈 게 싫고 죽는 게 싫은 내가 병과 죽음의 현장에서 20여 년간 싸워온 건 어쩌면 이 병든 습관일지도 모른다. 쉽지 않은 싸움이지만 분명한 성과가 있었다. 부작용 없는 치료법. 그 경험을 바탕으로 일생을 아프지 않고 활기차게 살 수 있는 평생 생활습관 처방을 제시해본다.

만성질환을 벗어나지 못하면
장수는 무의미하다

만성질환은 오랜 기간 동안 발병해 계속 재발하는 질환을 의미하는 것으로 유전적 요인이나 환경 요인과 더불어 생활습관이 발병에 큰 영향을 미친다. 완벽한 치료가 어렵고, 한 번 발병하면 오래 지속되는 질병이라 삶의 질을 저하시키는 주범이기도 하다.

만성질환의 주요 악화요인은 흡연, 음주, 나쁜 식습관, 지속적인 스트레스, 신체의 생리적 변화 등으로 복잡하게 얽혀 있다. 특히 나이가 들수록 만성질환에 취약하기 때문에 건강수명을 유지하기 위해서라도 예방과 관리에 신경을 써야 한다.

한 달 이상 멈추지 않는 콧물, 정말 감기일까?

만물이 소생하는 봄, 기분까지 좋아지는 이 계절이 두려운 사람들이 있다. 4월 어느 아침 클리닉을 찾은 45세 남자 환자분이 바로 그런 케이스. 기업 CEO로 눈코 뜰 새 없이 바쁜 그는 1년에 10번 이상은 코감기로 고생하는데 봄이 되면 그 증상이 더욱 심해져 거의 업무를 볼 수 없을 정도라고 했다. 그런데 이 환자를 괴롭혀온 그 증상은 정말 감기일까?

코에 생기는 염증의 원인은 의외로 굉장히 다양한데 증상이 감기와 비슷하기 때문에 감기로 오인해 적절한 치료를 받지 못하는 경우가 많다.

알레르기 비염은 코 점막이 특정 원인물질에 의해 염증반응을 일으켜 맑은 콧물, 코막힘, 반복적인 재채기, 코 가려움증의 증상이 나타난다. 코 점막이 부으면 부비동과 통하는 좁은 입구가 막혀 부비동염, 즉 우리가 흔히 이야기하는 축농증이 생길 수 있다. 알레르기 비염이 있는 사람 중에 열감을 느끼는 경우가 있다. 이런 분들 중 감기약을 먹으면 증상이 일시적으로 좋아져서 비염을 코감기로 혼동하는 경우가 있는데, 대표적인 만성질환인 알레르기 비염은 감기와는 전혀 다른 질병으로 그 치료법도 다르다.

알레르기 비염은 원인물질, 즉 꽃가루, 집먼지 진드기, 동물 털, 곰팡이 등에 의해서 발생한다. 감기는 바이러스가 원인이다. 알레르기 비염은 아침 기상 시에 증상이 심하고 오후에 들면서 차차 좋아지는 반면 감기는 시간에 따른 차이가 거의 없다.

알레르기 비염의 경우 열감은 있지만 실제로 체온은 정상인 반면, 감기는 체온이 올라가고 목이 아프거나 근육통, 기침, 가래 등의 증상이 동반된다. 또한 알레르기 비염은 눈과 코의 가려움증이 흔하게 나타나지만 감기는 이런 증상이 거의 없다. 이 두 질병의 가장 큰 차이점은 감기의 경우 대부분 일주일 이내에 증상이 호전되지만 알레르기 비염은 1달 이상 지속되는 경우가 많다는 것이다. 그리고 적절한 치료가 따르지 않아 만성이 될 경우 평생을 따라다니며 괴롭히기도 한다. 기침, 근육통, 열, 목이 아픈 증상을 동반하지 않고 콧물, 코막힘, 재채기 증상이 장기간 지속되는 경우 알레르기 비염을 의심해봐야 한다.

알레르기 비염 극복 습관

알레르기 비염의 치료 원칙은 원인이 되는 물질을 회피하는 것과 약물치료, 면역치료이다. 하지만 5월의 봄처럼 꽃가루가 날리는 계절에 꽃가루를 피하는 것은 현실적으로 불가능하다. 봄철 꽃가루는 대개 나무 꽃가루인데 이들 꽃가루는 멀리 이동할 수 있어 집 주위에 나무가 없다 하더라도 얼마든지 증상을 일으킬 수 있다. 때문에 창문을 잘 닫아 꽃가루가 외부에서 실내로 들어오는 것을 막아주어야 한다. 외출할 때는 가능한 안경과 마스크 등을 착용하며 마스크는 미세한 먼지까지 막을 수 있는 특수 필터가 있는 것이 좋다. 또 외출에서 돌아오면 집 밖에서 옷을 털고 집에 들어가서 바로 세수나 샤워를 해야 한다. 알레르기 비염의 원인이 집먼지 진드기인 경우에는 집먼지 진드기가 많은 카페트, 천으로 만든 소파, 담요는 치우고 이불 커버는 1~2주에 한번씩 뜨거운 물로 빨고 햇볕이 좋은 날 2~3시간씩 말리는 것이 좋다.

약물치료는 재채기 콧물, 코막힘 등의 증상을 호전시키는 증상치료제와 알레르기로 인한 염증을 예방하고 치료하는 염증치료제가 있다. 염증치료제의 대표적인 것은 스테로이드이다. 스테로이드제를 경구로 장기간 복용하면 부작용이 생길 수 있기 때문에 스프레이를 사용하는 편이 좋다. 스프레이의 경우 전신 흡수율이 낮아 부작용이 생길 가능성이 매우 낮다. 스프레이는 사용 즉시 증상 호전이 나타나는 게 아니기 때문에 하루 이틀 사용해보고는 효과 없다고 중단하는 경우가 많은데, 꾸준히 사용하는 것이 매우 중요하다. 흡입기 치료로 증상 조절이 완전하지 않을 때는 항히스타민제를 복용하여 증상 조절을 해야 한다.

코막힘이 심한 경우 비충혈제거제를 사용하는데 이는 비강의 혈관을 수축시켜 코막힘을 개선한다. 비충혈제거제 흡입기는 약국에서 쉽게 구입할 수 있고, 분무 5분 내에 강력한 효과를 보이지만, 1주 이상 지속해서 사용하는 경우 약물 유발성 비염을 일으켜 증상을 악화시키고 치료를 어렵게 만들기 때문에 코막힘이 매우 심한 경우에 한해, 단기간(하루 이틀 정도)만 사용해야 한다.

알레르기 비염을 유발하는 원인은 아니지만 담배 연기, 급격한 온도 변화, 방향제나 스프레이 같은 자극이 있는 경우 증상이 악화할 수 있으므로 이러한 자극들을 멀리 해야 한다. 또한 코뼈가 휘어져 있는 경우 한쪽 비강이 좁은 상태이기 때문에 염증으로 코 점막이 조금만 부어도 코막힘을 심하게 느낄 수 있다. 이 경우 외과적 시술을 고려해 볼 수 있다.

멈추지 않는 고통, 만성 기침

알레르기 비염과 더불어 끈질기게 사람들을 괴롭히는 대표적인 만성질환이 바로 만성 기침이다.

기침은 일생 동안 누구나 경험하는 증상이며, 기도의 과도한 분비물이나 이물질을 제거하기 위한 우리 몸의 매우 중요한 방어 작용이기도 하다.

하지만 이 기침 때문에 몇 년씩 고생하는 사람들이 의외로 많다. 감기가 걸리면 기침만 한 달 이상 지속되고 밤이면 더욱 심해져 잠을 잘 수가 없다. 겨우 잠들었다 하더라도 기침 때문에 깨기 일수다. 대부분의 경우 감기가 걸린 후 목 아픔, 근육통, 발열 등 다른 증상은 다 좋아졌는데, 가래 없는 기침은 그치지 않고 계속되는 상태이다. 약간의 온도 변화에도 기침이 나고 이야기만 조금 해도 기침이 나는데, 주변 사람들에게 결핵이나 다른 전염성 질환이 있는 것으로 오인 받을까 봐 더 괴롭다. 이 상태가 몇 년 동안 지속된다고 할 때, 그 괴로움은 실로 상상을 초월한다.

보통 3주 이내로 호전되는 기침의 주요 원인은 상기도 감염, 즉 감기이다. 감기가 나으면 기침도 낫는다. 문제는 기침이 8주 이상 호전되지 않고 지속되는 경우이다. 이 경우 그 원인을 적극적으로 찾아 치료해야 한다.

8주 이상 지속되는 만성 기침의 원인으로는 기침을 유발하는 다른 질환들을 의심해볼 수 있는데, 대표적인 질환으로 다음 세 가지가 있다. 첫 번째는 상기도 기침 증후군이다. 상기도 기침 증후군은 코와 그 근처에 이상이 생겨서 하는 기침을 통칭하는 말이다. 알레르기 비염, 만성 비염, 만성 부비동염 등이 대표적인 상기도 질환이라고 할 수 있는데, 이들이 만성 기침의 원인이 될 수 있다.

두 번째는 천식이다. 천식은 기관지가 예민해져서 생기는 질병이다. 천식의 대표적인 증상은 기침과 호흡 곤란 그리고 쌕쌕 거리는 숨소리를 내는 천명인데, 이 중 호흡 곤란이 없고, 천명 증상이 없이 기침만 하는 것이 기침형 천식이다.

세 번째는 위식도 역류 질환이다. 위식도 역류를 통해 위산이나 음식물이 거꾸로 식도를 타고 올라오는 경우, 가까운 기도를 자극해서 기침을 유발할 수 있다. 이럴 경우, 전형적인 위식도 역류 질환의 증상인 속쓰림, 명치끝 통증, 트림 등의 증상 없이 기침 증상만 나타날 수 있다.

이러한 만성 기침 증상을 완화시키기 위해서는 생활습관과 환경 관리가 필수적이다.

첫째, 수분과 습도 조절에 신경을 써야 한다. 수분 섭취를 충분히 하고 생활 환경이 건조하지 않도록 실내 습도를 적절하게 하여 기도 점막의 습도를 유지해주는 것이 좋다.

둘째, 금연을 해야 한다. 가장 흔하고, 또 고치기 쉬운 만성 기침의 원인이 바로 흡연이다. 담배만 끊어도 기침이 저절로 좋아지는 경우가 정말 많다.

셋째, 식습관 조절이 필요다. 위식도 역류 질환의 유발요인인 과식, 야식, 기름진 음식은 가급적 피한다. 그리고 식사 후 3시간 이내에 눕지 않도록 하며, 커피와 술, 담배 등 자극적인 음식을 멀리 해야 한다.

넷째는 환경 관리다. 알레르기 비염이나 천식이 원인인 만성 기침은 반드시 그 원인 질환을 치료하고, 증상을 악화시키는 생활환경을 관리해야 한다. 일상 속 알레르겐(allergen, 알레르기 유발물질, 집먼지 진드기, 꽃가루, 동물 털, 곰팡이, 바퀴벌레 등)을 찾아 회피하고 담배 연기, 미세먼지, 실내외 오염물질 및 급격한 온도 변화, 스트레스 등 악화요인을 적극적으로 통제해나가야 한다.

만성 기침을 유발하는 원인은 다양하고, 그 치료의 제1원칙은 원인을 찾아 치료하는 것이다. 감기로 인한 단기간의 증상이 아니라면 기침을 흔한 일상적 증상으로 생각하여 가볍게 생각하지 말고, 적극적으로 대처할 필요가 있다. 특히 증상이 8주 이상 지속되는 경우, 반드시 전문의의 진료를 받아야 한다.

피부의 경고_ 만성 가려움증

피부가 가려운 경험은 누구나 한 적이 있을 것이다. 의학적으로 가려움증이란 긁거나 비비고 싶은 충동을 일으키는 피부의 불쾌한 감각을 말한다. 누구나 일생에 걸쳐서 어떤 시점에 경험할 수 있는 흔한 증상이고 오래 지속되지 않지만, 지속되는 가려움증으로 힘들어 하는 사람들도 많다. 가려움증은 왜 생길까? 또, 어떻게 하면 좋아질 수 있을까?

가려움증이 6주 이상 지속되는 경우를 만성이라고 한다. 한 연구에 따르면 평생 동안 한 번 이상 만성 가려움증을 겪는 사람의 비율이 22%, 즉 5명 중 1명이라고 한다.

원인에 따라 습진성 피부염, 두드러기, 음식물에 의한 알레르기 등 피부 질환과 관련된 가려움증과 신장 질환, 간 질환, 갑상선 기능 이상 등 전신 질환과 관련된 가려움증으로 나누어볼 수 있다. 악성 혈액암 중의 하나인 호치킨스 병에서는 가려움증이 다른 전신 증상보다 앞서 나타나기도 한다. 또한 진통제, 혈압약, 당뇨약, 항생제 등 약물과 관련된 경우가 있기 때문에 가려움증이 생겼다면 새로 복용하는 약물과의 관련성을 확인해야 한다.

특별한 질병 없이, 피부에 병변 없이 만성 가려움증이 나타나는 경우에는 피부 건조함으로 인한 건조성 가려움이 가장 흔한 원인이다.

피부는 표피, 진피, 피하지방 층의 세 층으로 구성되어 있다. 성인의 피부 무게는 약 5kg 이상이며, 표면적이 약 $2m^2$로 가장 큰 신체 기관중의 하나이다. 가려움증은 표피, 또는 표피와 진피의 경계 부위에서 발생한다. 다양한 신경매체들이 신경을 자극하고, 선택적으로 직경이 작고 전달 속도가 느린 비수초성 C신경섬유로 전달되어 척추를 지나 뇌로 올라가 대뇌피질 중 감각 운동 피질로 전달되어 가려운 곳을 긁으라는 사인을 보내게 된다.

만성 가려움증의 치료는 가려움증을 유발하는 대표적인 신경매체인 히스타민을 억제하는 것이다. 항히스타민제로 조절이 되지 않는다면 면역 억제제를 사용할 수 있고 최근에 개발된 생물학적 제제들도 있다. 하지만 가려움증 치료에서 빼놓을 수 없는 매우 중요한 치료법이자 생활 속에서 실천 가능한 처방은 바로 피부 관리이다.

가려움증 극복 습관
피부 관리를 위한 가장 중요한 습관은 보습이다.

나이가 들면 피부 노화가 진행됨에 따라 피부 표피의 두께가 얇아져 수분과 지방 함유가 적어진다. 피지와 땀의 분비도 줄어들어 피부는 점점 더 건조해진다. 가려운 피부를 반복적으로 긁게 되면 피부의 보호막이 손상되어 염증이 생기기도 하고, 더 심한 가려움을 유발할 수 있다. 건조한 피부로 인한 가려움증의 가장 효과적인 치료는 주기적인 보습이다.

보습이라고 하면 샤워 후에 로션이나 크림을 한 번 발라주는 것을 생각하지만, 보습제는 하루 수 차례 반복하여 바를 때 더욱 효과가 크다. 보습제는 로션, 크림, 연고 제제가 있는데, 로션 타입은 보습력은 떨어지지만 사용하기 편하고 연고 제제는 보습력이 가장 좋지만 끈적

거리는 느낌으로 선호도가 떨어진다. 크림은 로션과 연고의 중간 성격을 가지고 있다. 보습제는 비싸다고 더 좋은 것은 아니다. 세러마이드 성분이나 지질 성분을 함유하여 수분 함유 능력을 높이고 피부 장벽의 회복에 도움을 줄 수 있는 것이 좋다. 그리고 보존제나 향이 없는 것을 사용해야 한다. 드물기는 하지만 보습제를 사용하고 더 가려운 경우가 있는데, 이는 보습제 성분에 의한 알레르기 반응일 수 있다. 이 경우 보습제를 바꿔야 한다.

보습제는 피부가 촉촉하게 되도록 적당량을 바른 후 가볍게 두드려서 흡수시켜야 한다. 클리닉에서 보습을 권유 받고 열심히 보습을 했는데 가려움증이 더 심해졌다고 하시는 분들이 있다. 화장품 등 로션 타입 제제 사용에 익숙하지 않은 남성 분들에게 가끔 나타나는 현상으로, 보습제를 한꺼번에 많이 발라 피부에 다 흡수되지 못하고 땀구멍을 막아 오히려 피부를 자극한 경우이다.

또, 샤워는 하루 한 번 미지근한 물로 간단히 하며 부드러운 목욕 타올을 사용하는 것을 추천한다. 피부의 가장 바깥쪽에 있는 얇은 층에는 납작한 세포들이 벽돌처럼 쌓여 있어 외부 환경으로부터 우리 몸을 보호하는 역할을 하는데, 잦은 샤워로 인해 피부 보호막이 손상되면 이 또한 가려움증을 유발시키기 때문이다. 샤워 후 보습제는 3분 이내에 특히 물기가 있을 때 바르는 것이 가장 효과적이다.

뜨거운 물이나 사우나는 피하는 것이 좋다. 뜨거운 열기로 인하여 심부 체온이 상승하면 우리 몸은 적절한 체온을 유지하기 위하여 피부의 수분을 빼앗아가면서 체온을 낮추기 때문에 피부가 더욱 건조해진다.

피부를 차갑게 하는 것은 가려움증을 유발하는 신경매체들의 분비를 줄이는 데 도움을 줄 수 있으므로 국소적으로 가려운 곳에 냉찜질을 하거나, 로션을 냉장고에 두고 차갑게 하여 가려울 때 사용하면 도움이 될 수 있다. 그리고 가려울 때 피부를 긁지 말고 두드려주는 것이 좋다. 긁으면 잠시 시원함을 느낄 수는 있지만 피부 장벽에 손상을 줄 수 있고 자극으로 인해 더 심한 가려움을 느낄 수 있기 때문이다. 또한 건조한 환경은 피부를 건조하게 하므로 적절한 습도를 유지할 수 있도록 하며, 실내 온도가 높지 않도록 한다. 화학 섬유나 양모 같이 피부에 마찰이나 자극을 줄 수 있는 옷도 피해야 한다.

이러한 '관리'만으로도 건조로 인한 가려움증은 상당 부분 해소될 수 있다.

환경의 역습에 대비하라

보이지 않는 침략자, 미세먼지

요즘 '오늘의 미세먼지 농도'를 확인하는 것으로 하루를 시작하는 사람들이 많다. 나들이 정도가 아니라 일상을 위협하는 미세먼지 때문에 이민을 고민하는 사람이 있을 정도인데, 이 미세먼지란 도대체 뭘까? 미세먼지는 눈에 보이지 않을 정도로 아주 작은 먼지이다. 머리카락 굵기의 1/7밖에 되지 않는 10마이크로미터 이하인 미세먼지 PM10과 지름이 이것의 4분의 1 크기인 2.5마이크로미터 이하인 PM2.5의 초미세먼지로 나눈다. 미세먼지가 문제가 되는 것은 여기에 포함된 카드뮴, 납, 아연, 비소 등의 각종 중금속과 오염물질 때문이다. 무엇보다 미세먼지는 세계보건기구가 지정한 1급 발암물질로 폐암 발생의 위험을 높인다.

이 미세먼지가 우리 몸에 들어오면 어떻게 될까? 미세먼지는 크기가 매우 작기 때문에 호흡을 통해 폐포 깊숙이 침투해 들러 붙는다. 한 번 붙은 미세먼지는 잘 떨어지지도 않고 염증을 일으켜 각종 질병을 유발한다. 이렇게 들어온 미세먼지는 천식, 폐쇄성 폐 질환 등 각종 호흡기 질환을 일으키고 미세혈관으로 흡수되어 뇌, 심장 등으로 이동하여 뇌졸중, 심혈관 질환, 부정맥 등의 발생 위험을 높인다. 또한 알레르기 비염, 결막염, 천식, 아토피 피부염 등 알레르기 질환을 악화시키는 주요 요인이기도 하다. 눈에 잘 보이지도 않는 미세먼지가 우리 몸을 이리저리 휘젓고 다니며 이런 질병들을 일으킨다니 공포스럽기까지 하다. 어떻게 하면 이 미세먼지에 대비할 수 있을까?

미세먼지 대처법 1 확인하라

다소 귀찮더라도 미세먼지 오염도를 매일 확인하는 것이 좋다. 서울시에서도 대기환경정보를 알려준다(www.cleanair.seoul.go.kr). 대기질 정보 문자서비스를 신청하면 황사는 기상청 황사 특보 발령시에, 미세먼지, 초미세먼지는 환경부 미세먼지 등급 나쁨 이상일 때 무료로 알림 문자를 받아볼 수 있다. 미세먼지를 알려주는 앱도 있다.

미세먼지 농도가 $80\mu g/m^3$ 이하이면 '보통', $150\mu g/m^3$ 이상이면 '매우 나쁨' 수준이다. 미세먼지가 매우 나쁨일 때는 가급적 외출을 자제하는 것이 좋다. 또한 창문을 닫아 미세먼지가 실내로 들어오는 것을 차단해야 한다.

미세먼지 대처법 2 환기하라

실내라고 해서 무조건 안전한 건 아니다. 미국환경보호청(EPA)은 현대인이 하루의 80~90% 이상을 생활하는 실내의 공기가 외부에 비해 100배 이상 오염돼 있다는 연구 결과를 발표했다. 실내 공기의 질도 생각해야 한다는 것이다. 그렇다고 매일 공기청정기만 돌리고 환기를 아예 안 하는 것은 좋지 않다. 미세먼지 농도가 $80\mu g/m^3$ 이상일 때는 환기를 자제해야 하지만 맑은 날에는 자주 환기를 하는 것이 좋다. 또한 환기는 오전 10시 이후 낮 시간에 하는 것이 좋다. 온도가 낮은 이른 새벽과 저녁 시간에는 미세먼지가 지표면 가까이 머물고, 기온이 올라가는 낮에는 대기 위쪽으로 이동하기 때문이다. 한 번 환기할 때는 모든 창문을 열어 서로 공기가 통할 수 있도록 해야 한다.

가스레인지 등 불을 주로 사용하는 주방에서도 초미세먼지가 발생한다. 대한폐암학회의 연구에 따르면, 환기가 전혀 되지 않는 주방에서 요리하는 여성이 그렇지 않은 여성보다 폐암 발생 확률이 5.8배나 높았다. 주방에서 고기 등을 구울 때 나는 연기로 인해 미세먼지 농도가 평상시의 70배 이상 증가하므로 조리 시 반드시 후드 같은 환기 장치를 사용해야 하며, 조리가 끝난 후에도 최소 30분 동안은 환기해야 실내 공기 중 미세먼지를 효과적으로 제거할 수 있다.

환기를 고민하게 되는 또 한 가지 실내 활동인 청소. 청소기를 돌릴 때 공기 중으로 먼지 일부가 다시 흩어지는 것이 염려된다면 젖은 걸레로 먼지를 먼저 모은 후 청소를 하면 도움이 된다.

미세먼지 대처법 3 식물을 키워라

식물을 키우는 방법도 좋다. NASA가 밀폐된 우주선의 공기를 정화시킬 목적으로 50가지 식물을 연구 분석한 결과 아레카 야자, 관음죽, 대나무, 야자나무 등이 공기 정화에 효과적인 것으로 밝혀졌다. 또한 식물을 키우면 실내 습도 조절에도 도움이 된다.

미세먼지 대처법 4 마스크를 착용하라

미세먼지 농도가 높은 날에 외출을 해야 한다면 마스크를 꼭 챙기고, 긴 소매 옷으로 피부를 보호해야 한다. 마스크도 아무거나 대충

쓰면 효과가 없다. 미세먼지로 인한 호흡기 질환을 예방하기 위해서는 식약처로부터 '의약외품'으로 허가 받은 보건용 마스크를 써야 한다. 보건용 마스크는 제품 포장에 KF80, KF94, KF99의 표시가 있는데, 여기서 KF는 Korea filter라는 뜻이고 그 뒤의 숫자 80은 0.6마이크로미터 크기의 미세입자를 80% 이상 걸러낼 수 있다는 뜻, KF94와 KF99는 0.4 마이크로미터 크기의 입자를 각각 94%, 99% 이상 걸러낼 수 있다는 뜻이다. KF 뒤에 붙은 숫자가 클수록 미세입자 차단 효과가 크지만 그만큼 숨쉬기가 더 불편할 수 있다. 마스크를 착용한 후 호흡 곤란이나 두통 등이 나타나면 마스크를 바로 벗어야 한다. 이 경우 KF지수가 더 낮은 것을 선택한다.

마스크를 제대로 선택했다면 이제 제대로 써야 그 효과를 볼 수 있다. 포인트는 코와 입을 완전히 가리는 것이다. 공기가 새어 나가는지 체크하면서 안면에 밀착되도록 해야 한다.

한 번 쓴 마스크는 재사용하지 않는다. 특히 물로 세탁하면 안 되는데, 마스크의 정전기로 미세먼지를 걸러주는 시스템이 있기 때문에 세탁을 하면 차단필터가 손상된다. 또한 세탁시 정전기력이 떨어져 미세먼지 차단 능력이 저하된다.

미세먼지 대처법 5 물을 마셔라

마지막으로 기억해야 할 것은 기관지 점막이 적절한 습도를 유지할 수 있도록 물을 수시로 마시고, 외출 후에는 반드시 얼굴과 손발을 씻는 것이다. 당장 눈에 보이지는 않지만 10년, 20년 뒤 우리의 건강에 큰 위협이 될 수 있는 미세먼지, 제대로 알고 대처해야 한다.

냉방병, 에어컨이 부른 선진국병

'오뉴월 감기는 개도 안 걸리다'는 말이 있지만, 요즘에는 여름 감기로 고생하는 사람들이 많다. 또, 에어컨 온도를 필요 이상으로 낮추면서 감기와 비슷한 증상을 느끼는 사람이 많아지고 있는데, 이는 감기가 아닌 냉방병 증상일 수 있다. 냉방병은 '문화병' 또는 '선진국병'으로 불릴 정도로 에어컨 소비가 많은 나라에서 주로 발생한다.

냉방병은 병이라는 이름이 붙긴 하지만 의학적으로 정의된 질병은 아니다. 냉방을 하고 있는 실내에 오랜 시간 머물 경우 나타나는 가벼운 감기, 두통, 신경통, 근육통, 피로감, 소화불량 등의 증상을 말하는 것으로, 크게 세 가지로 원인을 들 수 있다.

첫째, 실내외 온도 차이이다. 실내외 온도가 5도 이상 차이가 날 때 냉방병이 발생한다. 우리 몸은 외부 기온과 관계없이 체온을 36.5℃ 정도로 유지하는데, 만약 정상 체온에서 벗어나면 체온 조절을 위해 몸이 바쁘게 일을 시작한다. 무더운 날씨에는 체온도 올라가므로, 우리 몸은 체온을 낮추기 위해 피부 모세혈관을 확장시켜 피부로 가는 혈류량을 증가시키고 땀샘을 자극해 열 손실을 촉진시킨다. 또한 근육의 긴장도가 감소해 열 발생량이 줄어든다. 그런데 과도한 에어컨 사용으로 추운 환경에 노출되면 우리 몸은 체온을 올리기 위해 피부 표면으로 가는 혈류량을 감소시켜 열 발산을 줄이고 골격근을 수축시켜 몸 떨기와 같은 무의식적인 근육 운동을 일으켜 체온을 높이려고 한다. 이러한 노력이 반복되면서 자율신경계 이상으로 체온 유지 및 위장 운동의 기능이 떨어져 두통, 피로감, 소화불량, 설사, 근육통 등의 증상이 나타나는 것이다.

둘째는 실내 습도 저하다. 냉방기는 공기 중의 수분을 응결시켜 기온을 낮추는데, 1시간 동안 습도가 40%까지 내려간다. 이 경우 호흡기 점막이 건조해져 세균에 대한 저항력이 떨어지게 되므로 기침 등의 다양한 호흡기 증상이 나타날 수 있다.

셋째는 레지오넬라균legionella spp.이다. 냉방기에 사용되는 냉각수가 레지오넬라균에 오염되어 있다면 냉방기가 가동될 때 균이 공기 중으로 분사되어 여러 사람에게 감염을 일으킬 수 있다. 이 균에 감염되면 고열, 두통, 근육통 등 독감과 비슷한 증상이 나타나며 심하면 폐렴으로 발전할 수 있다. 면역 기능이 약한 노인이나 만성질환을 가지고 있는 경우 더 쉽게 감염될 수 있으므로 주의해야 한다.

냉방병에는 특별한 치료약이 없다. 냉방병의 증상은 냉방 환경을 개선해 실내외 온도차를 줄이면 대부분 좋아진다. 그러나 여러 가지 증상으로 인해 일상생활이 불편하다면 각각의 증상을 완화시킬 수 있는 약물치료를 하게 된다. 특히 고열, 기침, 가래, 근육통 등의 증상이 심한 경우에는 단순한 불편함으로 여기지 말고 전문의의 진료를 받아야 한다.

냉방병 예방 습관

냉방병을 예방하려면 첫째, 실내외 온도 차가 5~8도 이상 넘지 않도록 해야 한다. 직장이나 지하철 등 냉방 조절을 할 수 없는 공공장소에서는 얇은 긴 팔 겉옷, 무릎 담요 등을 준비해 체온이 급격히 떨어지는 것을 최대한 막는다. 그리고 냉방기에서 나오는 차가운 바람이 몸에 직접 닿지 않도록 가급적 냉방장치에서 멀리 떨어져 신체를 서서히 실내 온도에 적응시켜야 한다.

둘째, 따뜻한 물을 자주 마셔 수분 공급을 충분히 하고 체온 유지를 잘 해야 한다. 비타민이 많은 계절 과일을 충분히 섭취해 저항력을 기르고, 얼음이 섞인 찬 음식과 차물로 샤워하는 것은 피하는 게 좋다. 잘 때는 취침 예약 모드 등을 이용해 에어컨이나 선풍기가 계속 켜져 있지 않도록 해야 한다.

셋째, 환기를 자주 해주어야 한다. 창문을 계속 닫아둘 경우 공기를 탁하게 하는 오염물질이 밖으로 배출되지 못해 호흡기 증상을 야기할 수 있다.

넷째, 냉방기 위생관리를 철저히 하고 필터는 최소한 2주에 한 번 청소하여 레지오넬라균이나 곰팡이가 공기 중으로 퍼져나가는 것을 예방해야 한다.

냉방병이라는 몸의 이상증상은 덥다고 과하게 냉방기를 켜서 생기는 현상이다. 여름은 여름답게 즐기는 마음으로 대하면 어떨까? 자연의 법칙을 거스르지 말고 규칙적인 유산소 운동을 통해 몸의 항상성을 유지하면서 건강한 여름을 맞아보자.

라이프스타일 메디슨
중장년기 관리법

만병의 근원, 수면 장애

잠이 보약이라는 말이 있다. 하지만 많은 현대인들은 수면 부족에 시달리며 불면증 때문에 힘들어하는 사람들이 매년 늘어나고 있다. 불면증은 대표적인 수면 장애로 일주일에 3일 이상, 최소 한 달 이상 밤에 잠들기가 어렵거나 자주 깨는 것, 아침에 일찍 깨고 푹 자지 못하는 장애 현상을 말한다(진단기준 DSM-5, 미국정신의학협회에서 발행한 정신질환 진단 절차). 건강보험심사평가원 자료에 의하면 수면 장애로 병원을 찾은 환자 수가 2012년 35만 8800여 명에서 2016년에는 49만 4900여 명으로, 4년 만에 약 38%가 증가했을 정도로 잠 못 이루는 사람들이 나날이 늘어가고 있는 추세다.

잠이란 일정 시간 동안 몸과 마음의 활동을 쉬는 것으로 주변을 인지할 수 없고 자극에 반응하지 않는 상태를 말한다. 수면과 각성은 수면 욕구와 생체시계에 의해 조절된다. 깨어 있는 시간이 길수록 잠을 자고자 하는 수면 욕구가 강해진다.

수면 욕구는 자동으로 조절되는 신체항상성의 하나로 잠이 부족하면 낮에 졸리고 일찍 잠들게 된다. 생체시계는 뇌 시상하부의 상교차핵이라는 부분에 있는데, 낮에 깨어 있고 밤에 자게 하는 등 몸의 관점에서 낮밤을 결정하는 기능을 한다.

그럼 우리가 잠을 자야 하는 이유는 무엇일까?

첫째, 뇌와 몸에 휴식을 주어 낮 동안의 피로를 풀고 본래의 기능을 찾기 위해서이다.

둘째는 우리 몸이 잠을 자면서 호르몬의 균형을 맞추기 때문이다. 특히 수면 중에 분비되는 성장호르몬은 노화를 방지한다.

셋째, 깨어 있을 때 얻은 다양한 정보를 잠을 자면서 저장하기 때문이다. 자는 사이 우리의 뇌는 언제 어디서 무엇을 했는지 저장하며 몸으로 익힌 기억을 저장한다.

넷째, 뇌가 잠들어 있는 동안 뇌의 노폐물이 제거되기 때문이다. 우리가 잠이 들면 뇌세포는 부피가 줄어들고 뇌세포 사이의 공간은 넓어진다. 그때 뇌척수액이 세포 사이로 들어와서 뇌세포 사이에 축적되어 있던 각종 노폐물들을 청소한다. 이 노폐물 중 하나가 알츠하이머의 주요 발병 원인인 베타아밀로이드$_{\beta\text{-amyloid}}$이다. 이러한 사실만으로 수면 부족이 알츠하이머의 원인이라고 단정 지을 수는 없지만, 뇌에서 노폐물의 처리가 제대로 이루어지지 않는 것이 알츠하이머병의 발병에 일조할 수 있다는 연구 결과들이 있다. 그만큼 숙면은 우리의 건강수명을 지키는 데 매우 중요하다.

정상 수면이란?

그렇다면 우리는 얼마나 자야 할까? 사람마다 필요한 수면시간이 다르지만 일반적으로 성인은 평균 7~8시간, 어린이는 9~10시간이 필요하다고 알려져 있다. 잠이 부족하면 어떤 문제가 생길까? 먼저, 집중력이 떨어지고 감정기복이 증가해 일의 능률이 떨어진다. 그리고 인슐린 분비가 제대로 되지 않아 당뇨병의 위험성이 높아지며 과식을 억제하는 렙틴leptin 이라는 호르몬이 분비되지 않고, 식욕을 돋우는 그렐린ghrelin이라는 호르몬이 분비되어 살이 찌게 된다. 교감신경의 긴장 상태가 지속되어 고혈압의 위험이 높아진다. 실제로 24시간 이상 안 자는 경우는 혈중 알코올 농도 0.1%의 상태와 같아진다. 80년대 발생했던 구 소련의 체르노빌 폭발 사고와 미국의 우주선 챌린저호 폭발과 같은 대형 참사의 원인도 근무자의 수면 부족이었다. 잠이 부족하면 이렇게 위험천만한 일이 벌어질 수 있다.

그렇다면 나의 수면 상태는 어떠한가? 점검을 위한 기준을 제시해 보자면 잠드는 데 10여 분 정도 걸리며, 자는 중에 깨지 않고 아침에 일어날 때 몸과 정신이 완전히 회복된 느낌이 들어야 정상 수면이라 할 수 있다.

불면증 체크리스트

수면제 없이는 잠을 잘 수가 없어 고통스럽다고 하는 사람이 많다. 주 3일 이상, 석 달 이상 밤에 잠들기가 어렵거나 자주 깨는 것, 아침에 일찍 깨는 것, 그리고 푹 자지 못하면 만성 불면증이라고 하는데 한국인 전체의 약 20% 정도가 만성 불면증으로 고생하고 있다.

내가 지금 잠을 잘 자고 있는지, 불면증은 아닌지 자가진단을 해 볼 수 있다. 다음 7가지 질문에 대해 지난 한 달 동안 2회 미만이면 0점, 주 2~3회면 1점, 주 4회면 2점, 주 5회면 3점으로 점수를 매기고 합산해보면 된다.

1 잠자리에 누운 후 잠드는 데 30분 이상 걸린다.

2 잠자리에 누우면 정신이 더 또렷해지거나 공상이 많아진다.

3 잠든 후 자주 깬다.

4 잠을 자면서도 여러 생각이 들거나 복잡한 꿈을 꾼다.

5 이른 새벽에 깬 후 더 자고 싶지만 다시 잠들기 어렵다.

6 아침에 일어나면 정신이 흐릿하고 맑지 않다.

7 낮에 쉽게 피곤해지고 집중력이 떨어진다.

체크 내용이 7점 이하이면 불면증 없이 제대로 자고 있다고 보아도 좋다. 8~14점에 해당한다면 수면을 개선해야 할 여지가 있는 상태이고, 만약 15점 이상이라면 수면 전문가의 도움을 받아야 한다.

수면 위생의 조건

불면증을 개선하기 위해서는 수면 위생을 잘 지키는 것이 매우 중요하다. 수면 위생은 잠을 잘 자기 위한 좋은 습관이다. 병에 걸리지 않으려면 개인 위생을 철저히 해야 하듯 잠을 잘 자기 위해서는 좋은 수면 습관을 들여야 한다. 수면은 아침에 일어나서 자기 직전까지 하루의 생체리듬과 관련이 깊다. 우리 뇌의 시상하부에는 낮에 활동하고 밤에 자도록 생체리듬을 유지하도록 하는 생체시계가 내장되어 있다. 이 생체시계가 고장이 나면 수면 리듬이 깨져 수면 장애가 생긴다. 수면 위생을 지켜 생체리듬을 유지할 수 있는 생활습관은 다음과 같다.

① 일정한 기상 시간

아침에 일어나는 시간을 일정하게 해야 한다. 물론 수면 시간도 일정한 게 좋지만, 늦게 잠이 들었더라도 아침에는 같은 시간에 일어나야 한다.

아침에 눈을 뜨면 먼저 암막 커튼을 걷고 눈에 빛이 많이 들어가게 해서 뇌를 깨워야 한다. 가능한 햇빛을 많이 쐬어주는 게 좋다. 아침에 빛을 쪼인 후 약 15시간 뒤 수면 유도물질인 멜라토닌melatonin의 분비가 활성화되어 쉽게 잠들고 푹 잘 수 있기 때문이다.

② 끼니와 운동 챙기기

아침을 꼭 먹어야 한다. 아침밥은 하루의 리듬을 정돈하고, 하루를 시작하는 에너지를 제공해준다. 밥은 꼭꼭 씹어서 먹자. 음식을 씹으면 뇌가 아침이 왔음을 인지하고 깨어나게 된다.

저녁식사 또한 꼭 먹어야 한다. 저녁을 먹지 않으면 잠을 푹 잘 수 없다. 다이어트를 위해 저녁을 먹지 않았는데 배가 고프고 잠이 오지 않아 밤에 폭식한 경험이 있을 것이다. 식사를 거르면 오렉신orexin 이 활발하게 분비되는데, 이 오렉신은 식욕을 늘리고 잠을 깨우는 각성물질이기 때문이다.

혹시 잠을 푹 자기 위해 잠자기 직전, 몸이 힘들도록 운동을 한 적이 있는가? 규칙적인 운동을 하는 것은 좋다. 운동 자체는 혈액 순환을 좋게 하고 몸의 긴장감도 낮춰 잠자는 데 도움이 된다. 하지만 운동 중에 각성 호르몬인 코티솔cortisol 이 증가하는 것이 문제다. 잠을 자기 위해서는 우리 몸에 코티솔이 줄어들고 수면 호르몬인 멜라토닌이 분비되기 위한 시간적 여유가 필요하기 때문에 수면에 문제가 있는 사람은 적어도 저녁 8시 전에는 운동을 끝마쳐야 한다.

③ 카페인, 니코틴, 알코올 금지

잠을 잘 자려면 언제 자야 할까? 사람은 연속해서 16시간 동안 깨어 있으면 자고 싶은 '수면 압력'이 상승한다. 깨어 있는 동안 각성물질이 활동하는데, 하루 주기 생체리듬의 영향으로 깨어 있는 시간이 길어질수록 각성물질의 활동이 약해지면서 수면 압력이 상승한다. 이 수면 압력 상승이 각성물질의 활동을 역전하는 상태가 되면 졸음이 와 잠을 자게 되므로 이러한 리듬에 방해가 되는 각성물질의 섭취를 제한해야 한다. 카페인은 대표적인 각성제로 커피, 홍차 등 카페인이 많이 들어 있는 음료는 마시지 않아야 한다. 카페인은 반감기가 12시간 정도이기 때문에 커피나 홍차의 향을 좋아하여 꼭 마시고 싶다면 오전에 한 잔이 좋다. 담배에 들어 있는 니코틴 또한 카페인과 마찬가지로 각성물질이다. 담배를 자주 피우면 밤에 자주 깰 수 있다. 잘 자기 위해서 금연은 필수다.

잠이 오지 않아 매일 밤 술을 마시는 사람들이 있다. 술은 쉽게 구할 수 있고 수면제를 복용하는 것보다 안전하다고 생각한다. 하지만 그렇지 않다. 알코올은 뇌 기능을 억제해 잠이 들도록 한다. 술을 마시면 처음 3시간 정도는 깊은 잠을 자는 것 같지만 알코올이 분해되어 그 작용이 없어지면서 반복적으로 깨고 얕은 잠을 자게 된다. 악몽도 자주 꾸게 된다. 또한 술을 매일 마시면 알코올 의존과 중독 상태로 갈 수 있다. 술은 가장 질이 낮은 수면제이다. 술을 갑자기 끊으면 2주 정도는 잠이 오지 않고 더 예민해질 수 있지만 건강을 위해서는 수면 위생을 철저히 하면서 술을 줄여야 한다.

잠들기 위해서는 신체적, 정신적으로 긴장이 줄어든 상태가 되어야 한다. 잠들기 2시간 전 따뜻한 물에 15분 정도 몸을 담그는 것이 숙면에 도움이 될 수 있다.

④ 아늑하고 조용한 침실

숙면에 좋은 침실 환경이 있다. 침실은 어둡고, 덥지 않고 건조하지 않아야 한다. 깊게 잠들기 위해서는 체온이 0.3도 정도 떨어져야 하는데, 주변 온도가 높으면 체온을 떨어뜨리기 위해 우리 몸이 자는 동안에도 일을 해야 해서 깊은 잠을 자는 것이 어렵다. 습도도 중요한데 건조한 공기는 코 마름과 코막힘의 원인이 될 수 있다. 이상적인 침실의 습도는 50% 내외이다.

잠이 오지 않을 때는 억지로 침대에 누워 있지 않아야 한다. 침실은 오직 잠을 자기 위한 공간으로 뇌가 인지할 수 있도록 해야 한다. 각성 호르몬을 자극하는 TV 시청이나 핸드폰 보기, 재미있는 책 읽기 등을 침대에서 하지 말아야 한다. 잠이 오지 않는다면 침대 밖으로 나와 지루한 책을 읽거나 단조로운 상황을 만들어 졸릴 때 다시 침대로 간다.

또, 침실에는 시계를 두지 말아야 한다. 잠이 오지 않는다고 수시로 시계를 확인하고 불안해하면 뇌를 각성시켜 더욱 잠이 오지 않게 된다. 혹시 자다가 깨더라도 시간을 확인하지 말고 다시 잠드는 것에 집중하자.

세르반테스는 "수면은 피로한 마음에 가장 좋은 약"이라고 했다.

수면 위생을 철저히 한다고 해도 수면 리듬을 찾기 힘든 경우가 있다. 그렇다면 수면 전문가의 도움을 받아 정확한 불면의 원인을 찾아 이를 교정해야 한다.

김선신 교수가 제안하는

숙면 처방전

- ➡ 자는 시간과 상관없이 일정한 시간에 일어난다.

- ➡ 아침밥을 꼭꼭 씹어 먹는다.

- ➡ 카페인, 담배 등 뇌를 각성시키는 물질을 피한다. 꼭 마시려면 오전 중에 마신다.

- ➡ 잠이 오지 않는다고 술을 수면제 대용으로 마시지 않는다.

- ➡ 수면에 문제가 있는 경우 운동은 저녁 8시 이전에 끝낸다.

- ➡ 침실은 어둡고 덥지 않고 건조하지 않게 한다.

- ➡ 침대 위에서 TV, 스마트폰, 재미있는 책을 보지않는다.

- ➡ 잠이 오지 않으면, 침대 밖으로 나와 지루한 책을 읽는다.

- ➡ 침실에 시계를 두지 않는다.

LIFESTYLE MEDICINE

영양제, 꼭 먹어야 할까?

건강검진을 받고 결과를 듣기 위해 병원을 찾는 분들과 이야기를 나누다 보면 깜짝 놀랄 때가 있다. 영양제를 너무 많이 먹고 있기 때문이다.

한국건강기능식품협회 발표에 따르면 2018년 건강기능식품 시장 규모는 약 4조 3000억 원으로 2016년 3조 5000억 원 대비 20% 가까이 늘어난 것으로 조사되었다. 홈쇼핑이나 인터넷으로도 쉽게 구입할 수 있을 뿐만 아니라 건강기능식품은 약이 아니라고 생각하는 분들이 많다. 그리고 영양제이기 때문에 적어도 몸에 해롭지는 않을 것으로 생각하며 쉽게 복용한다. 하지만 건강을 위해 먹고 있는 건강기능식품이 오히려 나의 건강을 위협하고 있지는 않은지 점검이 필요하다.

건강기능식품이란 인체에 유용한 기능성을 가진 원료나 성분을 사용하여 제조 가공한 식품을 말한다(건강기능식품에 관한 법률 제3조 제1호).

그렇다면 건강기능식품과 건강보조식품의 차이는 무엇일까? 건강기능식품은 건강을 유지하거나 개선하는 것을 목적으로 사용되는 식품으로 식품의약품안전처로부터 기능성을 인정받은 식품이다. 기능성은 세 가지로 나뉘는데 영양소 기능, 생리활성 기능, 질병 발생 위험 감소 기능이 있다. 영양소 기능은 비타민, 미네랄 등의 필요한 영양소를 보충하는 것이며, 생리활성 기능은 영양소는 아니지만 인체에 유익한 기능이 있는 원료들의 기능이다. 이에 반해 건강보조식품은 전통적으로 건강에 좋다고 여겨져 섭취되어온 식품이나 기능성이나 안전성을 인정받지 않은 식품을 말한다. 기능식품과 보조식품은 어떻게 구별할 수 있을까? 제품 포장을 보면 알 수 있다. 건강기능식품에는 식품의약품안전처에서 인증한 건강기능식품이라는 문구나 인증마크가 있다. 또한 국내 생산의 경우 우수 건강기능식품 제조기준 인증마크인 GMP를 확인할 수 있다.

그럼 건강 증진을 목적으로 기능성을 인정받은 제품은 모두 안전할까? 그렇지 않다.

모든 건강기능식품은 소화불량, 복통, 구토, 오심, 피부 발진 등 부작용이 나타날 수 있다. 고용량의 비타민 A나 녹차 추출물은 간 독성을 유발할 수 있다. 고용량의 비타민 C는 결석, 위궤양의 위험을 높인다. 비타민 C는 하루 최대 2000mg을 넘지 않도록 하는 것이 좋다. 고용량의 칼슘 섭취는 요로결석, 신장결석을 유발할 수 있다. 마그네슘은 설사와 두통을 유발할 수 있다.

복합영양제를 여러 개 복용하는 경우 중복되는 영양소의 과잉 섭취로 부작용이 발생할 수 있다. 고용량의 비타민 B3를 지속적으로 복용하는 경우 간 독성이 나타날 수 있으며 홍조, 가려움증, 구역, 구토가 나타날 수 있고, 비타민 B6를 고용량 복용하는 경우 사지의 통증과 무감각이 나타날 수 있다. 영양제와 암과의 연관성에 대한 연구에서 흡연자의 베타카로틴 섭취는 폐암의 위험을 높이며, 남성의 고용량 비타민 E 섭취는 전립선암과 연관이 있다는 보고가 있다.

건강기능식품 올바르게 먹는 팁

그렇다면 영양제를 아예 먹지 말아야 할까? 영양제 복용에 대해서는 의사들 사이에도 이견이 있다. 먹어야 한다, 먹지 않아도 된다, 의사마다 의견이 다르다. 건강기능식품에 대한 나의 생각은 이렇다.

첫째, 영양제를 선택할 때 주변에서 좋다고 하는 '카더라' 통신이나 과대광고에 현혹되지 말고 나에게 꼭 필요한 것만 선택해야 한다. 또한 제품의 포장에 건강기능식품이라는 문구나 인증마크가 있는지 꼭 확인한다.

둘째, 병원에서 처방받은 약이 있다면 복용하고 있는 약과의 상호작용에 대하여 담당 의사와 꼭 상의해야 한다. 예를 들어, 항응고제를 복용하고 있는데 홍삼이나 은행잎 추출물을 같이 복용한다면 피가 묽어져 출혈의 위험이 높아질 수 있다.

셋째, 영양제의 복용 방법과 영양제 간의 상호작용을 고려하여 복용해야 한다. 철분은 음식과 함께 섭취하면 흡수가 감소할 수 있으므로 공복에 복용하는 것이 좋지만 위장 장애가 심한 경우는 식후에, 혹은 자기 전에 복용하시는 것이 좋다. 만약 칼슘과 철분을 같이 복용한다면 칼슘이 철분의 흡수를 방해하기 때문에 적어도 1~2시간 간격을 두고 먹어야 한다.

넷째, 복합영양제를 중복으로 복용할 때는 라벨을 꼭 확인하여 과량 복용하는 것은 아닌지 확인하고, 여러 가지 종류의 영양제를 복용하는 경우 간에 부담이 되지 않는지 점검해야 한다.

다섯째, 특정 목적을 위해 영양제를 복용하는 경우, 복용한 후 부작용은 없는지 몸의 변화를 꼼꼼히 체크하고 한두 달 복용했는데도 기대하는 기능의 향상이 없다면 복용을 중단한다.

건강 관리에 지름길은 없다. 건강한 식단과 규칙적인 운동을 하고 꼭 필요한 건강기능식품만 복용해야 한다. 하버드 대학교 병원 권고안은 건강한 식사와 혹시 부족할 수도 있는 미세영양소 보충을 위해 종합비타민 한 개를 권하고 있다. 내가 오늘 먹은 영양제는 어떤 것인지 점검이 꼭 필요하다.

신체의 기둥, 뼈를 보호하라

우리 몸의 뼈는 평생 생성과 소실을 '반복한다'. 30대 중반에는 뼈의 밀도가 최고치에 달했다가 그 뒤부터 서서히 줄어드는데, 이는 나이가 들수록 뼈 소실 속도가 빨라지기 때문이다. 뼈 건강은 신체의 자유, 활동의 자유를 주기 때문에 삶의 질과 직결되는 부분이라고 말할 수 있다.

좋은 건축물의 기본은 튼튼한 기둥이다. 우리 몸의 기본은 골격을 이루는 뼈다. 우리는 평소 뼈의 소중함을 잘 모를 때가 많다. 골절이 되거나 뼈에 문제가 생기기 전까지는 말이다. 뼈는 몸의 형태를 유지하고, 내부 장기를 보호해준다. 근육 작용의 지렛대 역할도 하고, 혈액 생산을 위한 공장 역할도 한다. 또한 칼슘, 인산염, 다른 이온들의 저장고로써, 이온 양을 조절하는 역할을 한다.

뼈 건강에 칼슘이 좋다는 건 상식이다. 칼슘이 많이 함유된 식품은 우유, 치즈와 같은 유제품, 뼈째 먹는 생선류, 해조류, 채소, 두부, 콩 등인데, 뼈 건강을 지키기에 칼슘만으로는 부족하다. 일반적으로 성인이 칼슘을 섭취했을 때 30%가 흡수된다. 칼슘을 먹는다고 해서 그게 다 흡수되는 게 아니다. 더구나 노년기가 되면 흡수율이 더 떨어진다. 흡수율을 높여주는 비타민 D가 필요한데 비타민 D는 칼슘 대사를 조절해 체내 칼슘 농도를 정상 수준으로 일정하게 유지하는 역할을 한다. 비타민 D의 역할은 이뿐만이 아니다. 더욱 중요한 여러 가지 역할을 한다.

첫째, 비타민 D는 백혈구를 도와 바이러스와 세균을 죽이고 염증을 억제하는 면역효과가 있다. 둘째, 암세포의 세포분열 단계에서 비타민 D가 암세포 DNA에 끼어 들어가서 세포분열을 막아주는 기전이 있는 것으로 알려져 있다. 셋째, 비타민 D는 행복 호르몬인 세로토닌의 분비를 촉진시켜준다.

비타민 D 농도는 혈액검사로 측정할 수 있다. 비타민 D의 적정 농도는 30~100ng/mL이다. 세계보건기구는 20ng/mL 이하를 부족으로, 10ng/mL 이하를 결핍으로 정의한다. 비타민 D가 부족하면 골다공증과 골절 위험이 높아지며, 감기나 대상포진 등 감염의 위험이 높아진다. 또한 대장암, 유방암, 전립선암 등 암 발생 위험도 높아진다.

또한 최근 연구에 따르면 65세 노인을 5년간 추적관찰한 결과, 비타민 D 농도가 낮을수록 가벼운 인지기능 장애 및 치매 발생 가능성이 높고 비타민 D 농도가 10ng/mL 이하인 경우 5년 뒤 경도 인지기능 장애나 치매로 진행할 위험이 약 2배 높다고 보고한다. 비타민 D가 부족하면 심근경색 등 관상동맥 질환에 걸릴 가능성이 3배 이상 높고 노인의 대사증후군 발생에도 비타민 D가 연관돼 있다는 보고도 있다.

한국인의 경우 비타민 D 부족이 심각한 편인데, 제6기 국민건강영양조사에 따르면 한국인 성인의 75.8%가 혈중 비타민 D 수치가 20 ng/mL 이하이고, 96%가 30ng/mL 이하이다(2013~2014년 조사).

평생 튼튼한 뼈를 간직하기 위해서라도 비타민 D를 보충하려는 노력과 생활습관 개혁이 시급하다.

비타민 D 함량을 높이는 습관

일주일에 2번 이상 골프 라운딩을 하는 49세 CEO는 자신의 비타민 D 수치가 14ng/mL로 나온 것이 이해가 안 된다고 했다. 이런 상황에서 확인해야 할 것은 자외선 차단제를 바르고 있지 않는지, 그리고 야외에서 토시나 긴 팔로 몸을 가리고 다니는 건 아닌지이다. 자외선 차단제를 바르고 햇빛을 쬐면 비타민 D 합성이 안 된다. 또한 비타민 D를 합성하는 자외선 B는 창문에 반사되기 때문에 창문 안에서 햇빛을 쬐면 비타민 D는 만들어지지 않고 급격한 피부 노화만 진행된다. 비타민 D 합성을 위해서는 자외선 B가 많은 시기인 4월~11월, 적어도 일주일에 2~3회, 오전 10시에서 오후 2시 사이에 자외선 차단제를 바르지 않고, 팔다리를 내놓고 20분 정도 햇빛을 쪼여야 한다. 햇빛을 한 번에 너무 많이 쪼이면 피부암의 위험이 높아지고 피부 노화가 진행되므로 30분을 넘지 않도록 하며, 얼굴에는 꼭 자외선 차단제를 발라 주름, 잡티가 생기지 않도록 관리한다. 가장 이상적인 방법은 이렇게 햇빛을 쪼여 비타민 D를 만드는 것이다. 하지만 현대인의 일상을 감안할 때 현실적으로 거의 실천 불가능한 것도 사실이다.

그렇다면 비타민 D를 보충하기 위한 식단은 어떤 것이 있을까? 생연어, 고등어 등 등푸른 생선, 버섯류, 계란, 우유가 도움이 된다. 하지만 하루 필요량을 섭취하기 위해서는 많은 양을 먹어야 하기 때문에 식단만으로는 충분히 보충하기 어렵다. 또, 위산 분비 억제제나 스테로이드제를 장기간 복용하는 경우에는 이러한 약들이 체내에서 비타민 D 합성작용을 방해하기 때문에 보충제 복용을 고려해야 한다. 건강한 성인이라면 하루 400~800IU를 보충하는 것이 좋다. 단, 비타민 D는 지용성 비타민으로 과량을 섭취하면 몸에 축적되어 부작용을 일으킬 수 있으므로 고용량의 비타민 D를 매일 복용하지 않아야 한다.

비타민 D 주사제는 10~30만 IU의 고용량을 한 번에 몸 속으로 투여하여 수치가 빠르게 상승하고 3개월간 효과가 유지된다. 하지만 최근 연구에서 고용량의 비타민 D를 투여 받은 사람에게서 골절의 위험이 높아진다는 결과가 보고되면서 비타민 주사제는 약을 삼키기 힘들거나 위장 문제로 약물 흡수가 잘 안 되는 경우에 제한적으로 사용하기를 추천하고 있다. 또한 주사제를 사용하는 경우에는 혈액검사로 혈중 비타민 D 수치를 모니터해야 한다.

남성 갱년기

막 취업한 사회 초년생들에게서 가끔 이런 이야기를 듣는다. "평소에 냉정하고 엄했던 아버지가 영화를 보면서 갑자기 눈물을 흘리시더라고요, 깜짝 놀랐어요." 혹시, 주변의 중년 남성이 요즘 부쩍 눈물이 많아지고 감정기복이 심해졌는가? 그렇다면, 남성 갱년기를 의심해볼 필요가 있다.

남자도 50살이 넘으면서 어쩐지 늘 피곤하고, 집중력과 기억력이 감소하고 업무 처리 능력도 떨어져서 우울할 때가 있다. 또한 모든 일에 대해 의욕을 잃고 성욕도 감소하며 뭔가 큰 병이 있을 것 같다는 생각이 들기도 한다. 건강검진을 해보지만 특별히 큰 문제는 없단다. 그렇다면 이렇게 무기력해지고 업무 능력이 떨어진 이유는 무엇일까? 과도한 스트레스 때문일까? 원인은 바로 갱년기다.

'갱년기'하면 여성에게만 해당되는 것 같지만, 남성에게도 갱년기가 온다. 남성호르몬인 테스토스테론의 분비가 저하되면서 성욕과 활력이 감소하고 우울감, 무기력증, 피로감 등의 갱년기 증상이 나타나게 된다. 남성호르몬은 30대 전후부터 해마다 약 1%씩 감소해 50~70대 남성의 약 30~50%에서 남성호르몬이 정상치보다 떨어져 있다. 우리나라 40대 이상 남성 중 약 30%가 남성 갱년기 증상을 겪고 있는 것으로 추정된다. 그 정도가 여성보다 크지 않고 서서히 진행돼 모르고 지나가는 경우가 적지 않다. 남성의 갱년기는 여성과는 다르다. 나이가 들면서 생식 능력이 떨어지기는 하지만 생식 능력이 소실되는 것은 아니며, 갱년기 증상도 개인차가 크다.

남성 갱년기의 가장 큰 위험요인은 노화이다. 하지만 노화를 막을 수는 없기 때문에 노화 이외의 위험요인을 조절하는 것이 무엇보다 중요하다. 가장 대표적인 위험요인은 비만과 흡연, 그리고 과도한 음주이다. 비만 때문에 증가한 지방세포는 남성호르몬 분비를 감소시키고 여성호르몬을 증가시킨다. 과도한 음주 및 흡연에 의한 이차적인 남성호르몬 감소는 남성 갱년기를 앞당긴다. 남성호르몬 수치가 같은 사람도 비만도, 흡연, 음주 정도에 따라 갱년기 증상이 다르게 나타난다. 또한, 갱년기 증상은 스트레스에 의해 악화되므로 스트레스 관리가 중요하다.

갱년기 자가진단법

갱년기 증상의 진단은 크게 설문지 검사와 남성호르몬 검사를 포함한 혈액 검사가 있다.

다음은 갱년기를 진단할 수 있는 자가진단법이다.

1 성적 흥미가 감소했다.

2 기력이 몹시 떨어졌다.

3 근력이나 지구력이 떨어졌다.

4 키가 줄었다.

5 삶에 대한 즐거움이 줄어들었다.

6 울적하거나 괜히 짜증이 난다.

7 발기의 강도가 떨어졌다.

8 저녁 식사 후 바로 졸리다.

9 최근 운동 능력이 떨어진 것을 느낀 적이 있다.

10 예전보다 일의 능률이 떨어지는 것 같다.

10문항 중 1번이나 7번 문항에 해당하거나 그 외 다른 3가지 항목에 해당하면 남성 갱년기를 의심해보아야 한다. 또한 호르몬 검사 결과 혈중 남성호르몬 농도가 정상 이하로 떨어진 경우도 남성 갱년기로 진단한다.

건강 습관으로 갱년기를 극복하라

이처럼 남성 갱년기 증상은 먼저 성생활과 관련된 증상으로 나타난다. 성욕 감퇴, 발기 부전, 성관계 횟수 감소 등 성 기능이 감소하는 양상을 보인다. 또한, 만성 피로, 원인을 알 수 없는 무기력감, 우울감, 자신감 상실, 집중력 저하, 수면 장애, 내장지방 증가, 근력 저하, 관절통, 체모의 감소, 안면 홍조, 심계항진, 골밀도 감소 등의 증상이 있다.

남성 갱년기 치료에서 가장 중요한 것은 생활습관을 개선하는 것이다.

첫째, 과도한 음주를 피하고 금연해야 한다.

둘째, 건전하고 규칙적인 성생활을 유지하는 것이 좋다. 지속적인 성생활은 고환과 뇌하수체를 자극하여 남성호르몬의 생성과 활성화를 촉진한다.

셋째, 규칙적인 운동을 해야 한다. 근력 운동, 유산소 운동, 유연성 강화 운동을 규칙적으로 꾸준히 해주어야 한다.

넷째, 균형 있는 식단으로 규칙적인 식사를 한다. 과식과 고지방 식이를 피하고 과일과 채소 섭취를 늘려야 한다. 특히 굴, 게, 새우와 같은 해산물과 콩, 깨 등에 많이 들어 있는 아연은 남성호르몬 분비를 촉진하므로 이들 식품을 섭취하면 갱년기 관리에 도움이 된다. 아연 이외에 마늘, 부추, 토마토, 견과류 등 남성에 좋은 식품 섭취를 늘리는 것이 좋다.

다섯째, 갱년기 증상을 악화시키는 스트레스를 줄이기 위한 노력을 해야 한다.

이외에도 남성호르몬 약을 투여하는 방법이 있다. 그런데 이 방법에는 득과 실이 있다. 치료의 긍정적인 효과는 다시 예전 상태로 돌아갈 수 있다는 것이지만 부작용도 있다. 전립선암의 위험이 커지고 전립선 비대, 수면 무호흡의 악화, 혈색소 상승, 수분의 체내 축적, 여성형 유방이 생기는 것과 같은 여성화 현상이 생길 수 있다. 그렇기 때문에 남성호르몬 보충요법을 시행할 때에는 전문가의 정확한 진단 및 처방에 따라야 한다.

간 바로 알기

우리 몸에서 가장 큰 장기가 무엇일까? 간이다. 최대 1.7kg이나 된다. 오른쪽 횡경막 아래의 이 대형 장기는 여러 가지 중요한 일을 한다. 장에서 흡수된 영양소를 저장하거나 다른 필요한 물질로 가공해 온몸의 세포로 나눠주고, 콜레스테롤, 혈액응고인자 같이 우리 몸에 꼭 필요한 물질을 합성한다. 또한, 몸에 들어온 각종 약물이나 술 같은 독성물질을 분해하고 해독하는 일꾼이다. 담즙과 쓸개즙의 소화액을 만들고, 몸 속으로 들어간 균을 죽이는 역할도 한다. 하지만 우리는 이렇게 중요한 장기인 간에 대해 오해하고 있는 것들이 많다.

① 술이 센 사람은 간이 더 튼튼하다?

술이 센 사람은 간이 더 튼튼할까? 술이 센 사람은 많이 마셔도 간에 덜 해롭거나 간경변증이나 간암이 걸릴 확률이 적다는 속설이 있다. 이런 이야기는 전혀 근거가 없다. 술이 간에 미치는 영향은 술이 센지 약한지와 관련 없고 음주의 양과 기간이 중요하다. 우리 몸에서 알코올을 분해하는 아세트알데히드 탈수 효소의 양에 따라 술이 세고 약함이 결정되는데 이 효소의 양은 선천적으로 결정되는 것이므로 술이 세다고 해서 간이 더 튼튼하다고 할 수 없다. 술을 많이, 자주, 오래 마실수록 간이 더 손상된다. 그렇기 때문에 술이 세다고 술을 더 많이 마신다면 오히려 간암에 걸릴 확률이 높아진다고 할 수 있다. 기억할 것은 술의 양과 술을 마시는 기간이 간 건강에 큰 영향을 미친다는 것이다.

② 술을 많이 마시면 주량이 늘어난다?

술을 마시다 보면 주량이 정말 늘어날까? 주량이 증가한다는 점에서는 사실이다. 하지만 주량이 증가한다고 계속 술을 마신다면 어느 순간 주량이 현저히 떨어지는 것을 경험하게 될 것이다. 계속해서 술을 더 많이 마시다 보면 우리 몸은 알코올을 분해하는 효소가 더 필요하다고 판단해 간에서 알코올을 분해하는 효소를 더 많이 만든다. 하지만 여기에는 한계가 있기 때문에 결국 몸이 이겨내지 못하고 효소를 만드는 능력에 제동이 걸리게 된다. 술의 양이 점점 늘다가 몇 년 후에는 주량이 현저히 떨어지게 되는 것이다. 혹시 어느 날 갑자기 술에 약해졌다고 느낀 적 있다면 지금이 바로 술의 양을 절대적으로 줄여야 할 때이다. 간에서 알코올 분해 효소를 만들기 어렵다는 신호이기 때문이다. 독성물질인 알코올이 몸에 들어왔는데 간이 분해하지 못한다면 그 독성물질이 우리 몸 구석구석으로 이동해 건강을 위협할 것은 너무도 자명한 일이다.

③ 간 해독 음료, 건강에 도움이 될까?

간 해독 음료나 간장보조제를 꾸준히 먹으면 간 건강에 도움이 될까? 건강식품에 대한 과신은 금물이다. 건강기능식품은 건강을 유지하는 데 도움이 되는 식품일 뿐 질병을 직접 치료하거나 예방하지 않는다. 또한, 간에 좋다고 알려진 인진 쑥을 비롯한 민간요법에 등장하는 재료를 농축해 섭취할 경우 오히려 간에 손상을 줄 수 있다. 어떤 성분이든 체내에 들어가면 대사, 배설되기 위해 간을 거치는데 고용량이면 간에 부담이 되기 때문이다.

④ 만성 피로, 간 때문?

만성적으로 피로가 풀리지 않는다면 간 때문일까? 꼭 그렇지는 않다. 피로가 풀리지 않고 지속되어 간 기능이 떨어진 것은 아닌가 검사하러 오는 분들이 많다. 하지만 간 질환의 경우 초기에는 자각증상이 나타나는 경우가 거의 없고, 질환이 상당히 진행되었을 때에야 증상이 나타난다. 간을 '침묵의 장기'라고 하는 이유이기도 하다. 피로감은 간 질환에서 나타나는 가장 흔한 증상의 하나이지만 간 질환에서 나타나는 피로감은 활동이나 운동 후에 발생한다. 피로감의 원인은 다양하므로 수면 장애, 스트레스, 불안 등에 의한 피로감, 빈혈, 갑상선 기능 저하증, 당뇨, 우울, 만성 피로 증후군 등 다른 질환에 의한 피로감과 구별이 필요하다.

⑤ 지방간, 걱정할 필요 없다?

건강검진에서 발견된 지방간. 누구나 조금씩 가지고 있으니 크게 걱정할 필요 없다고 생각하지만 그렇지 않다. 지방간은 중년이라면 누구나 있는 흔한 질환으로 생각해 이를 대수롭지 않게 여기는 사람들이 많다. 하지만 지방간을 방치하면 간경변이나 산암의 원인이 될 수 있다.

지방간은 술을 마시지 않아도 생길 수 있다. 과도한 칼로리 섭취로 발생하는 지방간을 비알콜성 지방간이라고 한다. 알코올성 지방간의 경우 과음하는 사람의 80~90%에서 생기는데, 지방간 초기에 술을 끊으면 간이 정상으로 회복할 가능성이 높지만, 계속 술을 마시면 30%의 사람들은 간경변증으로 진행될 수 있고 이는 간암의 원인이 된다. 술을 완전히 끊는 것이 어렵다면 술 마시는 횟수나 주량을 줄이려는 노력을 끊임없이, 포기하지 말고 해야 한다. 술을 마시는 경우에는 간이 더 손상되지 않도록 식사를 거르지 않는 것이 중요하다. 또한, 술을 마신 후에는 적어도 48시간 금주하여 간이 회복될 수 있는 시간을 주어야 한다.

⑥ B형 간염이 있는 사람과 찌개를 같이 먹으면 전염된다?

B형 간염이 있는 사람과 술잔을 돌리고 찌개를 같이 먹으면 B형 간염에 걸릴까? 바이러스 간염은 이를 유발하는 바이러스 유형에 따라 A, B, C로 구분한다. A형과 달리 B, C형 간염은 만성으로 진행되어 만성 간염, 간경변증, 간암이 될 수 있다. A형 간염은 경구로 전파되며 B형과 C형은 비경구적 방법을 통해 전파된다. 즉 B형 간염은 어머니와 신생아 사이의 수직감염이나 성관계를 통한 전염, B형 간염 바이러스에 감염된 혈액에 손상된 피부나 점막이 노출되어 감염된다. 그러므

로 B형 간염 바이러스 보유자와의 가벼운 포옹이나 입맞춤, 찌개를 같이 먹는 것으로는 전염의 위험이 거의 없다.

중년을 위협하는 뱃살, 대사증후군

나이가 들면서 속수무책 늘어나는 뱃살 때문에 고민하는 사람이 많다. 복부비만은 당뇨병, 고혈압 등 많은 만성질환의 씨앗이다. 허리둘레가 계속 늘어난다면 내 건강에 빨간 불이 켜졌음을 인지하고 대책을 세워야 한다. 정확한 대책은 정확한 정보가 바탕이 되어야 하는데, 현재 뱃살이 늘어나는 것 이외에 아무런 증상이 없다고 하더라도 혈압, 혈당, 혈중 콜레스테롤 등의 검사가 필요하다.

대사증후군은 복부비만, 고지혈증, 혈당 상승, 혈압 상승을 한 사람이 동시에 가지고 있는 경우로, 대표적인 생활습관병이다. 육안상 복부비만의 특징을 보이지만, 특별한 증상은 없는 대사증후군을 진단하는 방법이 있다. 다음 다섯 가지 기준 중 세 가지 이상에 해당 되면 대사증후군이 아닌지 의심해보자.

1 허리둘레가 남자는 90cm, 여자는 80cm 이상인 경우

2 중성지방이 150mg/dL 이상 이거나 중성지방을 낮추는 약을 복용중인 경우

3 좋은 콜레스테롤인 고밀도 지단백 콜레스테롤이 남자는 40mg/dL 미만, 여자는 50mg/dL 미만인 경우

4   혈압이 130/85mmHg 이상이거나 고혈압약을 복용중인 경우

5   공복혈당이 100mg/L 이상이거나 당뇨약을 복용중인 경우

　　검진 결과에서 대사증후군이라고 진단을 받지 않았어도 적극적인 생활습관 관리가 필요하다는 처방을 받은 사람들 대부분이 대사증후군의 위험이 높다. 대사증후군이 있으면 심혈관 질환의 발생 위험이 두 배 이상 높고 당뇨병이 발생할 확률도 10배 이상 증가한다고 알려져 있다. 뿐만 아니라 뇌졸중, 암 등 심각한 질병으로 이어질 가능성이 높다. 대사증후군 환자는 지속적으로 증가하고 있으며, 30세 이상 한국인의 약 28.8%가 대사증후군을 가지고 있다. 또한 대사증후군의 5개 구성 요소 중 1개 이상 기준치를 초과하는 경우는 남자의 79.9%, 여자의 67.8%이다.

　　이미 늘어난 뱃살을 다시 원상복귀시키는 건 쉬운 일이 아니다. 이에 실제 내가 치료 관리를 했던 환자의 사례를 통해 대사증후군에서 벗어날 수 있는 생활습관 처방을 알려주고자 한다.

　　평소 건강 관리를 꾸준히 하고 있는 51세 남자 환자분이 대사증후군 진단을 받았다. 이 분은 일주일에 2번 아침에 헬스클럽에서 25분 정도 빨리 걷기를 하고 복부비만을 개선하기 위해 윗몸 일으키기 등 주로 복근 운동 위주의 근력 운동을 20분 정도 하고 있었다. 또 일주일에 2번은 연습장에서 한 시간씩 골프 연습을 하고 일주일에 1번

은 라운딩을 나가고 있었다. 세끼 식사를 챙겨먹고 있으며 일주일에 3~4번은 저녁 술 약속이 있다고 했다. 빈 속에 술을 마시면 속이 너무 쓰리고 아파서 식사는 챙겨서 한다고 했다. 식단 조절은 하지 않지만 과식하지 않으려 노력한다고 했다. 수면 습관을 살펴보니 잠은 푹 자는 편이지만 수면 시간은 5시간 정도였다.

이 경우 대사증후군에서 벗어나기 위해 어떤 전략을 짜면 좋을까?

첫 번째 솔루션은 운동 방법 점검이다.

일주일에 2번 헬스클럽에 가는 건 쉬운 일이 아니다. 전날 저녁 술자리를 갖고도 아침 일찍 일어나 출근 전에 운동을 한다는 것은 굳은 의지가 있어야 하는 일로 칭찬받을 일이다. 하지만 한 번에 가서 하는 운동량의 조절이 필요하다. 과다하게 축적된 지방을 연소시키기 위해서는 적절한 유산소 운동이 필수다. 유산소 운동은 15분 정도 연속적으로 쉬지 않고 했을 때 비로소 우리 몸에서 지방을 태우기 시작한다. 운동을 25분 했다면 지방을 태운 시간은 10분 정도에 불과하므로 좀더 많은 유산소 운동이 필요하다. 유산소 운동은 적어도 일주일에 150분을 권장하며, 강도는 약간 숨이 차고 땀이 날 정도로 해야 한다. 장기적으로 뛰는 것보다는 빨리 걷기가 좋다. 헬스클럽에 가는 것이 힘들다면 점심을 사무실에서 먼 곳에서 먹고 식사하고 돌아올 때 시간이 허락하는 한 계단 오르기를 많이 하는 습관을 들인다.

골프는 지방을 태우는 운동은 아니다. 라운딩을 하면서 걷는 것은 그날 섭취한 칼로리를 사용하는 데 매우 좋지만 쌓여 있는 지방을 태

우지는 못한다. 그 이유는 연속적인 운동이 아니기 때문이다. 복부비
만 해소를 위해서도 복근 운동을 하기보다는 지방을 태우는 유산소 운
동의 시간을 늘려 일단 지방량을 줄여야 한다. 그리고 에너지 소모량
이 많은 근육양을 늘리기 위해서 대근육 운동, 즉 하체 운동이나 등 근
육 운동을 하는 것이 좋다. 복부에 지방이 많이 없어졌을 때 비로소 복
근 운동으로 두드러진 근육을 만들 수 있다.

두 번째 솔루션은 식습관 점검이다.

세끼 식사를 챙겨 하는 것은 좋은 습관이다. 하지만 식단 조절이
반드시 병행되어야 한다. 칼로리가 높고 영양이 적은 음식, 즉 우동, 수
제비 등 밀가루 음식과 튀긴 음식은 피하고 가능한 재료 본연의 맛을
느낄 수 있는 신선한 음식을 먹어야 한다. 술과 함께 먹는 음식은 지방
으로 축적되기 쉽다. 술 칼로리는 저장되지 않기 때문에 먼저 소모된
후 음식으로 섭취한 칼로리가 소모되는데 고깃집에서 술을 마셨다면
마지막에 나오는 밥이나 냉면, 국수를 먹지 않는 것도 칼로리를 줄이
는 좋은 방법이다.

세 번째 솔루션은 수면 시간 점검이다.

국민건강영양조사 결과에 따르면 수면 시간이 6시간 이하인 경우
대사증후군의 발생 위험이 1.6배나 높다고 한다. 가능한 7시간 이상의
숙면을 취하는 것이 좋다.

예방접종, 어른도 받으세요

성인에게도 예방접종이 필요하다. 예방접종은 전염성 질환 발생의 예방을 위해 미생물의 병원성을 죽이거나 약하게 해서 사람에게 투여하는 것이다. 성인에게 추천하는 예방접종에는 독감, 파상풍-디프테리아-백일해, 폐렴구균, A형 간염, B형 간염, 대상포진 등이 있다. 하지만 이 예방접종을 모두에게 추천하는 것은 아니다. 나이와 위험 정도에 따라 필요한 예방접종이 다르다.

독감

독감, 즉 인플루엔자는 매년 겨울철에 유행해 노인, 만성질환자, 임산부 등 고위험군에서 사망률을 증가시키는 질환으로 일반 감기와는 다르다. 65세 이상의 노인이나 만성질환이 있는 성인은 매년 10월 ~12월 독감 인플루엔자 예방접종을 받아야 한다. 주사를 맞고 2주 뒤 면역항체가 생기며 예방주사의 효력은 6개월 정도 지속되므로 독감이 유행하기 전인 10월 말까지는 예방접종을 해야 한다. 예방접종을 한다고 모든 종류의 인플루엔자 감염을 예방하는 것은 아니지만 독감 예방주사를 맞으면 가벼운 증상으로 지나갈 수 있다. 3가 백신보다 4가지 종류의 인플루엔자 감염을 예방하는 4가 백신이 더 효과적이다.

대상포진

대상포진은 어릴 때 자신도 모르게 가볍게 수두를 앓고 지나간

후 바이러스가 척추 뒤 신경절에 잠복하고 있다가 과다한 스트레스, 과로, 노화, 만성질환 등으로 면역 기능이 떨어지면 재활성화되어 발생한다. 대상이란 띠 모양을 말하고, 포진은 수포를 말한다. 대상포진의 빈도는 50세 이상 연령군에서 증가하며 60~70대에 절정에 달한다. 우리나라 대상포진 발생률은 연간 1000명당 0.88~4.8명인데, 65세 이상에서는 7.2~11.8명으로 크게 증가한다. 해마다 적어도 4~5만 명이 대상포진에 걸리는데, 예방접종을 하면 대상포진 위험성이 약 70% 감소한다.

대상포진은 한쪽으로 발진이 나타며, 발진이 나타나기 2~3일 전 발진 부위의 통증이나 얼얼한 느낌 등의 이상감각이 나타날 수 있다. 바이러스가 침범한 신경절이 지배하는 피부의 영역을 따라 피부 발진이 나타나고 붉은 발진이 수포로 변한다. 발진이 나타나면 빠른 시일 내에 항바이러스제로 치료해야 한다. 72시간 이후에 치료를 시작하면 치료 효과가 떨어지기 때문인데, 빠르게 치료하지 않으면 대상포진 후 신경통의 발생 위험도 높아진다. 대표적인 대상포진 합병증으로 고령에서 많이 생긴다. 바이러스에 의해 신경절이 손상되어 아파야 할 이유가 없는데도 신경절에서 아프다고 거짓 신호를 보내 증상이 나타나는 것으로 1개월부터 심각한 경우 수년까지도 극심한 통증이 지속되어 고생을 하게 된다.

대상포진 경험이 없는 60~80세를 대상으로 대상포진 예방접종 효과를 연구한 결과 백신의 효능은 60~69세에서 가장 높았다. 백신을 맞은 경우 포진을 앓아도 증상이 경미했으며 예방접종으로 가장 심각한 합병증인 대상포진 후 신경통의 발생을 66% 예방할 수 있었다. 따라서 대상포진을 한 번도 앓지 않은 60세 이상 성인인 경우 1회 접종을 권한다. 40~50대인 경우에도 만성질환자나 면역 저하 상태 등 고위험군이라면 예방접종을 맞는 것이 좋다. 이미 대상포진에 걸린 사람도 예방접종이 필요하다. 한 번 걸린 사람도 재발의 가능성이 있기 때문이다. 단, 대상포진을 앓은 경우 적어도 6개월은 지난 뒤 예방접종을 해야 한다.

폐렴구균

폐렴구균에 의한 폐렴은 인플루엔자 감염 후에 흔히 나타나는 세균성 합병증이다. 잠복기가 1~3일로 짧고 갑작스러운 고열과 오한, 화농성 객담을 동반한 기침, 흉통, 호흡 곤란, 저산소증, 빈맥, 피로 및 쇠약감을 동반한다. 사망률은 5~7% 정도이고 고령에서 더 높다. 세계보건기구에 따르면 폐렴구균 질환의 유일한 예방책은 예방접종이다.

만성질환이 없는 65세 이상 성인에게 접종이 권유되며 19세~64세 성인의 경우 만성 심혈관 질환, 만성 폐 질환, 만성 간 질환, 당뇨병이 있는 경우와 면역기능이 떨어진 경우엔 예방접종을 해야 한다. 현재 폐렴구균 13가 백신과 23가 백신이 있으며 두 가지 모두를 맞는 것을 권한다. 65세 이전에 백신을 맞은 적이 있다면 접종 후 5년이 경과한 뒤 65세 이후에 한 번 더 맞아야 한다.

파상풍

파상풍은 클로스트리듐테타니clostridium tetani라는 균이 생산하는 독소에 의해 유발되는 급성질환이다. 파상풍에 걸리면 골격근의 경직과 더불어 근육 수축이 발생하며 사망률이 매우 높은 병이다. 흔히 녹이 슨 못이나 쇠에 찔렸을 때 걸린다고 알고 있지만 꼭 그렇지는 않다. 오염된 상처를 통해 균이 감염된 것으로 크기가 작은 상처에서 질병이 유발되는 비중이 높다. 큰 상처는 바로 적절한 치료를 진행하는데 반해 작은 상처는 소홀히 하는 경우가 많기 때문이다. 파상풍은 예방접종으로 예방할 수 있다. 성인에서는 매 10년마다 추가 접종을 받아야 면역력을 유지할 수 있다.

예방접종을 받는다고 병에 걸리지 않는 것은 아니다. 하지만 병에 걸리더라도 가볍게 앓고 지나갈 수 있으며 합병증을 예방할 수 있다. 필요한 예방접종은 개개인의 상황에 따라 달라질 수 있으므로, 내게 맞는 예방접종에 관해 전문의와 상의해야 한다.

질병 예방을 위해 예방접종을 받는 것은 필요하다. 하지만 나의 면역력을 높여 질병에 걸리지 않도록 노력하는 것이 더욱 중요하다.

라이프스타일 메디슨
노년기 관리법

깜빡깜빡! 건망증을 잡아라

주차를 하고 차를 어디에 두었는지 기억나지 않아 당황한 적 있을 것이다. 혹은 길을 가다 아는 얼굴을 만나 반갑게 인사하고 헤어졌는데, 갑자기 상대 이름이 기억나지 않다가 한참 뒤에 떠올린 적이 있을 수도 있다. 우유를 꺼내려 냉장고 문을 열었는데, 순간 내가 냉장고 문을 왜 열었는지 그 이유를 알 수 없을 때도 있다. 이런 일을 겪으면 건망증인가? 혹시 치매 아닌가? 하는 불안감이 들기 마련이다.

건망증과 치매는 엄연히 다르다. 단순 건망증은 자신이 한 일 중에 비교적 덜 중요한 일을 잊어버리는 현상이다. 정상적인 일상 생활이 가능하다. 대인관계나 사회생활에도 어려움이 없다. 건망증일 때는 본인이 주위 가족보다 건망증에 대해 더 걱정을 많이 한다. 노화에 따른 건망증은 기억 능력에 국한될 뿐 다른 인지 능력에는 별로 영향을 미치지 않는다. 그런데 치매로 인한 병적인 건망증은 중요한 일이나 약속, 경험 자체를 잊어버리기 때문에 문제가 생긴다. 익숙한 곳에서도 길을 잃고, 잘 쓰던 가전제품을 어떻게 사용해야 할지 몰라 어리둥절하게 되며 정상적인 일상 생활이 어려워 타인의 도움이 필요해진다. 주위 가족들이 본인보다 건망증에 대해 더 걱정하게 된다. 또한 대인관계에 문제가 생기며 사회생활도 어려움을 겪는다.

그렇다면 단순 건망증은 왜 생기는 것일까? 가장 큰 이유는 집중력이 떨어졌기 때문이다. 너무나 바쁜 일상에서 오는 과도한 스트레스, 불안, 우울 등의 심리적 요인과 수면 부족, 피로, 만성질환 등은 우리의 집중력을 저하시키고 기억력을 감소시킨다.

둘째, 쉴 새 없이 쏟아지는 정보와 복잡한 일상 때문이다. 우리는 우리가 원하든 원치 않든 정보의 홍수 속에 살고 있다. 방금 접한 정보가 미처 저장되기 전에 또 다른 새로운 정보에 노출되어 기억할 수 있는 용량의 범위를 벗어나 뇌에 과부하가 걸려 기억하지 못하게 되고, 혹은 저장된 정보가 너무 많아, 그 정보를 인출하지 못해 평소 잘 알고 있는 사람의 이름이 빨리 기억나지 않거나, 즐겨보는 TV 프로그램의 이름이 떠오르지 않게 되는 것이다.

셋째는 누구도 피해갈 수 없는 세월이다. 건망증은 50세 전후에 급격히 증가한다. 이는 나이가 들면서 신경세포가 줄어들고 신경전달물질의 양이 적어지기 때문에 발생하는 현상이다.

건망증을 날려버리는 생활습관

세월을 거스를 수는 없다. 하지만 집중력을 높이고 복잡한 일상을 조금 단순화 한다면 건망증으로 인한 불편함을 줄일 수 있다. 건망증에서 벗어날 수 있는 팁을 몇 가지 소개하겠다.

첫째, 물건은 정해진 장소에 두어야 한다. 건망증과 관련된 가장 흔한 경험이 물건을 어디다 두었는지 모르겠다는 것이다. '사라지는 열쇠나 핸드폰 현상'을 방지하려면 일정한 장소에 놓는 습관을 갖자.

두 번째, 해야 할 일을 모두 적는다. 적자생존! 적는 자만이 살아남는다는 말이 있다. 할 일을 모두 적어놓고 일의 우선순위를 정하고, 한 번에 한 가지씩 우선순위가 높은 일을 하는 것이다. 또한 적어놓은 목록을 자주 확인하고 한 일은 하나씩 지워나간다.

세 번째, 스트레스를 최소화하고 의식적으로 긴장을 풀어야 한다. 스트레스 호르몬의 일종인 코르티코스테로이드corticosteroid가 뇌에 저장된 정보를 다시 불러내는 과정을 차단할 수 있다는 연구가 있다. 의식적으로 긴장을 푸는 연습을 해야 한다. 업무 중 몇 분만 짬을 내서 조용히 심호흡을 하면서 해변이나 공원에서의 휴식을 상상하는 것만으로 긴장 이완 효과를 볼 수 있다. 2분, 5분, 10분, 가능한 시간을 정해서 집중력을 방해하는 휴대전화, 컴퓨터는 꺼놓고, 눈을 감고 깊게 숨을 쉬면서 잡념을 없애면 된다. 어떤 생각이 떠오르든 붙잡지 말고 흘려 보내고 편안하게 호흡에만 정신을 집중하는 것이다. 단 5분이라도 꾸준히 하는 것이 중요하다.

네 번째, 카페인을 줄여라. 카페인은 뇌 건강에 좋은 영향도 주고 나쁜 영향도 준다. 카페인은 피로를 몰아내고 긴장과 주의력을 높여주지만 아침에 잠 깨기 위해 한 잔, 오전에 출근해서 한 잔, 오후에 회의하며 한 잔, 이런 식으로 신체가 감당할 수 있는 양보다 많은 양의 카페인을 섭취하게 되면 불안과 과도한 각성으로 인한 주의 산만이 생길 수 있다.

다섯 번째, 충분한 수면을 취해야 한다. 뇌는 잠자는 동안 낮에 입력된 정보와 기억을 정리하고 저장한다. 그렇기 때문에 수면이 부족하면 기억력이 떨어지고 집중력이 저하된다. 하루 6~8시간의 수면 시간을 확보해서 뇌가 쉴 수 있도록 해야 한다. 만성적으로 수면 부족이 있는 경우 매일 30분만 일찍 잠자리에 들어도 큰 도움이 될 수 있다.

노년의 공포, 치매

치매는 어쩌면 암보다도 더 두려운 병일 수 있다. 2017년 우리나라 65세 이상의 치매 환자는 70만 명이다. 85세 이상에서 치매 환자는 38.8%로 2.5명 중 한 명이 치매이다(2017년 중앙치매센터 연차보고서). 우리 국민의 평균수명이 82.36세임을 감안하면 어느 누구도 치매에서 자유로울 수는 없다.

치매를 뜻하는 용어인 디멘티아dementia는 라틴어에서 유래된 말로 '정신이 없어진 상태'라는 의미이다. 정상적인 생활을 해오던 사람이 여러 가지 원인으로 뇌 신경세포가 손상되어 기억력을 포함한 두 가지 이상의 인지기능 장애가 지속되는 상태를 치매라고 한다. 치매는 크게 퇴행성 치매와 혈관성 치매로 나누어지며 우리가 흔히 치매라고 알고 있는 알츠하이머 병은 대표적인 퇴행성 치매이다.

치매를 부르는 질병

인지기능이 떨어지면 다 치매일까? 그렇지 않다. 인지기능이 떨어져 있지만 치매가 아닌 대표적인 실병이 우울증이다. 우울한 기분이 오래 지속되면 정신 집중이 잘 안되고 주의가 산만해져 정보의 입력이 원활하게 이루어지지 않게 된다. 우울한 기분이 지속되면 기억력이 떨어지지만 우울감이 해소되면 인지기능은 완전히 정상화될 수 있다. 이렇게 우울증 때문에 인지기능 감소가 나타나 치매처럼 보일 때를 '가성치매'라고 한다. 하지만 우울감 자체가 치매의 초기 증상인 경우도 있다. 초기 치매 환자들은 일상생활이나 사회생활을 할 때 자신의 인지기능이 떨어지는 것을 혼자 느끼는 경우가 많다. 주위사람들은 아직 느끼지 못했지만, 자신은 뭔가 이상한 기분을 느낀다. 자신감이 없어지면서 자연스럽게 사회활동이 위축되고 일 처리 능력이 감퇴되어 우울증에 빠지게 된다. 노년기에 처음 발견되는 우울증은 치매 초기 증상일 수도 있으므로 면밀히 조사하여 단순 우울증인지 치매의 초기 증상인지 반드시 확인해야 한다. 또한 사오십 대에 발생한 우울증을 제대로 치료 관리하지 않으면 20~30년 뒤 치매, 특히 알츠하이머의 발생 위험이 높아지므로 치매의 예방 측면에서 철저한 관리가 필요하다.

치매 발생 위험도를 높이는 또 다른 질병들로 뇌졸중과 뇌졸중의 위험인자인 당뇨병, 고혈압, 고지혈증, 심장병 등이 있다. 지속적이고 철저한 혈압, 혈당 고지혈증 조절이 절대적으로 필요하다.

치매를 막는 생활습관

치매 예방 음식

치매 예방에 도움이 되는 음식은 치매뿐 아니라 많은 성인병과 암 예방에도 도움이 된다. 현미, 보리, 통밀 등은 비타민 B1, B2, B6, 니코틴산 함량이 높은 것은 물론, 섬유질 함량이 높아 저작 운동을 강화하여 뇌 혈류량을 증가시키고, 장 운동을 활성화해 변비 예방과 독성물질 제거를 돕는다. 제철 과일과 제철 채소도 치매 예방에 도움이 된다. 딸기, 블루베리 등 각종 베리류, 토마토, 사과, 포도, 빨간 피망, 적채 등 색깔이 짙은 음식일수록 파이토케미컬phytochemical 함유량이 많은데 이 물질은 항산화와 항염증 효과가 강력해 세포 노화를 지연시킨다.

오메가-3는 신경세포막의 중요한 구성 성분으로 신경세포의 기능을 유지하는 데 중요한 역할을 하며 뇌 혈류 개선에 효과가 있을 것으로 추정된다. 호두, 아몬드, 아마 씨, 치아 씨 등에는 식물성 오메가-3가 풍부하고 연어, 고등어 등의 등 푸른 생선에는 동물성 오메가-3가 함유되어 있다. 마지막으로 카레 성분 중 강황으로 알려진 투메릭tumeric 이라는 성분은 강력한 항산화 및 항염증 효과가 있어 신경세포를 보호해주며 치매 및 퇴행성 신경질환의 발생 억제에 기여한다는 연구가 있다.

이에 반해 알코올과 니코틴은 뇌 건강에 치명적인 성분이다. 치매 예방을 위해 금연, 금주가 반드시 필요하다.

유산소 운동

유산소 운동은 뇌 혈류량을 증가시켜 뇌세포에 산소와 영양분 공급을 원활히 하고, 운동 중추뿐 아니라 전두엽 발달에 도움을 준다. 격렬한 운동보다는 빨리 걷는 정도의 운동이 좋으며 시간은 매일 30분 정도가 적당하다. 너무 덥거나 추울 때는 실외 활동보다는 실내에서 할 수 있는 운동을 하는 것이 좋다. 매일이 어렵다면 주 3회로 시작하고, 무리하지 말고 할 수 있는 정도로 시작해서 점차 강도와 시간을 늘려나가야 한다.

충분한 수면

치매 예방을 위해서는 충분한 수면이 중요한데, 하루 6~8시간의 수면 시간 확보가 필수다. 잠자는 시간도 중요하지만 수면의 질도 중요하다. 국제학술지인 《정신의학 연구Psychiatry Research》에 따르면 수면 호흡 장애 환자는 수면 호흡 장애가 없는 사람보다 치매가 발생할 위험이 1.58배 더 높다고 한다.

때문에 수면 무호흡증과 같이 숙면을 방해하는 질병은 적극적으로 치료해야 한다. 수면 무호흡증이란 수면 중 호흡기 내 공기 흐름이 막히면서 코골이가 심해지고 호흡이 일시적으로 10초 이상 멈추는 증상을 말하는데, 이 수면 무호흡증을 제때 치료하지 않으면 노년기에 치매를 앓을 수 있다. 치매는 뇌 속에 치매 단백질이 축적되어 발생하는데, 이 단백질은 숙면을 취해야 제거된다. 수면 호흡 장애로 장기간 숙면을 취하지 못하면 그만큼 치매 발생률도 올라가는 것이다.

뇌 훈련

치매 예방을 위해서는 뇌를 훈련시켜야 한다. 책을 읽으면서 새로운 지식을 습득하는 것, 무엇이든 새로이 배우는 것, 의욕을 가지고 취미생활에 몰두하는 것, 신문 읽기, 카드 게임(고스톱), 외국어 배우기, 수학 퍼즐 풀기, 끝말잇기 등 두뇌 활동을 활발히 하는 모든 활동이 치매 예방에 도움이 된다.

일상생활에서 뇌를 훈련시키는 방법이 또 하나 있다. 차를 타고 갈 때 옆 차나, 앞 차의 번호판의 숫자를 더하는 것이다. 앞의 두 자리 숫자와 뒤의 두 자리 숫자를 더하는 방식이다. 이렇게 틈이 날 때마다 머리를 쓰도록 노력하고, 규칙적인 운동과 건강한 식단을 유지하는 등 건강한 생활습관을 유지한다면 치매의 씨앗이 있다고 해도 꽃을 피우지는 못할 것이다.

김선신 교수가 제안하는

치매 예방 처방전

➡ 규칙적으로 유산소 운동을 한다.

➡ 뇌를 훈련시켜야 한다. (책 읽고 토론하기, 고스톱이나 카드
  게임 등).

➡ 손을 많이 움직인다.

➡ 충분한 수면을 취한다.

➡ 제철 과일 (베리류), 붉은 채소, 견과류, 고등어 등 치
  매 예방에 도움이 되는 음식을 먹는다.

노년을 위협하는 파킨슨병

"나비처럼 날아서 벌처럼 쏜다"라는 명언을 남긴 미국의 전설적인 복서 무하마드 알리. 링 위의 챔피언으로서 건강 관리만큼은 철저했던 그를 단번에 굴복시킨 것이 있으니, 바로 파킨슨병이다. 그는 40대 초반에 파킨슨병 진단을 받은 후, 말년에는 말도 잘 못하며 대부분의 시간을 집에서만 보내다가 세상을 떠났다고 한다. 무하마드 알리와 더불어 로널드 레이건 미국 대통령, 요한 바오로 2세 등의 인사들을 괴롭힌 병으로도 유명한 파킨슨병은 어떤 병일까? 파킨슨병의 징후는 다음과 같다.

- 손발이 떨린다.
- 침대나 의자에서 일어나는 것이 힘들다고 느껴진다.
- 걸을 때 발을 끌면서 걷게 된다.
- 보폭이 짧아지면서 종종 걸음을 걷는 것 같다.
- 이전에 비해 얼굴 표정이 굳어졌다.
- 단추를 잠그는 것이 힘들다.
- 글씨의 크기가 전에 비해 작아졌다.
- 사람들이 목소리가 작아지거나 약해졌다고 말한다.

파킨슨병은 치매, 뇌졸중과 더불어 대표적인 3대 노인 질환의 하나이다. 이러한 증상이 생겼다고 다 파킨슨병은 아니지만, 일단 증상이 나타나면 전문의와 상의하는 것이 좋다.

그렇다면 파킨슨병은 왜 생기는 걸까? 인간의 뇌는 약 1000억 개 정도의 신경세포로 이루어져 있다. 신경세포는 인접한 신경세포와 신호를 주고받음으로써 다양한 기능을 수행하는데, 여기서 신호를 전달하는 물질을 신경전달물질이라고 한다. 파킨슨병은 신경전달물질의 하나인 도파민dopamine이 부족해서 생기는 병이다.

도파민은 어떤 역할을 할까? 도파민은 근육이 안정적으로 움직일 수 있도록 조절하며, 동기부여, 보상, 수면, 주의력, 기억력 등 학습에 중요한 역할을 한다. 우리가 어떤 일을 의욕적으로 하게 하고 집중하게 하는 호르몬이 바로 도파민이다. 파킨슨병은 이런 도파민이 부족해지는 병으로, 원인은 중뇌의 흑색질에 퇴행성 변화가 생기면서 도파민계 신경이 점점 줄어들기 때문이다.

아직까지 흑색질에 퇴행성 변화가 일어나는 이유에 대해서 확실하게 밝혀진 것은 없다. 파킨슨병 환자 5%에게서는 가족성으로 발생하나 대부분은 가족력 없이 발생하며, 파킨슨병에 잘 걸리게 되는 위험요인도 정확하게 밝혀져 있지 않다.

국민건강보험공단의 질병통계자료에 따르면 국내 파킨슨병 환자의 수는 계속 증가하고 있다. 2016년 국내 파킨슨병 환자 수는 96,499명이고, 그중 65세 이상이 90% 이상이다. 65세 이상에서의 유병률은 100명당 1명이고 80세 이상은 100명당 3명이다. 2017년 국내 파킨슨병 환자 수는 100,716명으로 십만 명을 넘겼다.

파킨슨병의 증상들

파킨슨병의 대표적인 증상은 떨림, 경직, 느린 움직임이다. 떨림은 주로 편안한 자세로 있을 때 나타나고 움직이면 호전된다. 경직은 근육이 뻣뻣해지는 것인데, 병이 진행됨에 따라 근육이 당기는 느낌 혹은 통증으로 나타나 허리 통증, 두통, 다리 통증 등의 증상이 나타날 수 있다. 몸의 움직임이 느려지는데 걸을 때 보폭이 작아지고 발을 끌면서 걷는 것이 특징이다. 또한 걸을 때 팔의 흔들림이 점차로 작아지고, 병이 더 진행되면 팔의 흔들림이 없이 약간 굽혀져 몸 옆에 붙은 상태로 걷게 된다. 또한 단추 끼우기 등 미세한 움직임이 점점 어려워진다. 운동 기능과 관련되지 않은 증상들도 나타날 수 있는데, 앉아 있거나 누워 있다가 갑자기 일어날 때 핑 도는 듯한 어지러움을 나타내는 기립성 저혈압, 배뇨 장애 및 변비 등 자율신경계 이상이 나타날 수 있다. 파킨슨병 환자들은 이상감각을 경험할 수 있는데 다리가 뜨겁게 타는 듯한 증상, 벌레가 기어가는 듯한 감각, 심한 피부 가려움증 등의 증상이 나타날 수 있다.

파킨슨병의 진단은 신경과 전문의의 진찰 소견이 가장 중요하다. 다양한 뇌영상학적 검사를 통해 다른 질환과의 감별 진단을 할 수 있다. 그러므로 파킨슨병이 의심된다면 신경과 전문의의 진료를 꼭 받아야 한다.

파킨슨병의 치료

파킨슨병은 어떻게 치료해야 할까? 뇌에서 부족한 도파민을 대신할 수 있는 약물로 치료한다. 퇴행성 질환 중에 약물치료로 증상이 호전되는 질환은 파킨슨병 이외에는 없다. 그러므로 파킨슨병이 의심된다면 정확한 진단을 받아 초기부터 적극적인 치료를 해야한다. 또 하나의 치료법은 뇌심부 자극 수술법인데 약물치료의 한계를 극복할 수 있지만 다른 뇌수술과 같이 수술 자체로 인한 합병증이 1~5% 정도 발생할 수 있으므로 꼭 필요한 경우에만 해야 한다.

도파민 함량을 높이는 생활습관

그렇다면 일상생활에서 뇌 속의 도파민을 높이는 방법은 무엇이 있을까?

첫째, 운동이다. 운동은 뇌세포의 노화를 늦춰주며 뇌로 가는 영양분의 운반을 활성화한다. 또한 뇌의 도파민 레벨도 높여준다. 강도 높은 운동을 할 필요는 없다. 빠르게 걷기 정도면 충분하다. 햇빛을 받으며 운동한다면 더 큰 효과를 볼 수 있다. 햇빛이 도파민 수용체의 수를 늘려주며, 비타민 D는 도파민을 분비하는 유전자를 활성화시킬 수 있기 때문이다. 또한 파킨슨병 환자에게 스트레칭은 경직된 근육과 구부정해진 자세 완화 등에 도움이 되므로 규칙적으로 스트레칭과 걷기와 같은 유산소 운동을 하는 것이 좋다.

둘째, 식이이다. 도파민이 들어 있는 식재료로는 감자, 토마토, 아보카도, 브로콜린, 시금치, 바나나 등이 있다. 하지만 도파민이 많이 들어 있다고 해도 혈액 내의 도파민이 뇌까지 전달되기 어렵기 때문에 도파민을 만들 수 있는 아미노산인 엘티로신L-tyrosine 을 함유하고 있는 식품을 섭취하는 것이 좋다. 엘티로신 함유가 많은 음식은 콩과 콩으로 만든 음식, 통밀, 귀리 등 통곡물, 너트, 올리브오일 등이다. 이러한 음식의 섭취를 적극적으로 늘려야 한다

퇴행성 질환인 파킨슨병을 무작정 두려워할 필요는 없다. 의심되는 증상이 있다면 정확한 진단을 위해 신경과 전문의의 진료를 받고, 진단이 되었다면 적절한 치료로 일상생활 하는 데 문제가 없도록 하면 된다.

PART

05

LIFESTYLE MEDICINE

의학의
생활화,
생활의
의학화

LIFESTYLE
MEDICINE

건강 관리가 괴로우면 안 된다.
한 번에 많은 것을 바꾸려 전력질주하면 지치기 쉽다.
한 가지, 한 가지씩 건강한 습관을 들이자.

건강검진에 대한 오해와 진실

건강검진은 꼭 주기적으로 받아야 할까? 받아야 한다면 어떤 검사를 해야 할까? 건강검진은 하는데 매번 똑같은 검사를 습관적으로 받고 있지는 않는지 확인해볼 필요가 있다. 의료의 개념도 바뀌어서 과거에는 질병을 직접 치료하던 방식이었다면, 현재는 질병을 조기진단해서 내 상태를 정확히 알고 대비하는 것에 초점을 맞추고 있다. 사후약방문 식의 건강 관리가 아닌 미리 예방하고 계획하는 똑똑한 건강 관리를 위해, 건강검진에 대한 올바른 이해가 필요하다.

검진 이상 無 = 건강 이상 無?

건강검진을 하기 전엔 누구나 걱정이 많아진다. 큰 병이 있으면 어떡하지? 평소에 그러려니 하고 지나가던 증상들 하나하나가 신경이 쓰인다. 그러다가도 아무런 이상이 없다는 결과가 나오면 내 건강은 적어도 1년 동안은 걱정 안 해도 된다고 생각하고 쾌재를 부른다. 이게 바로 건강검진에 대한 가장 큰 오해이다. 건강검진에서 나의 모든 건강 이상을 발견할 수 있으리라는 확신은 매우 위험하다.

그렇다면 우리는 왜 건강검진을 하는 걸까? 증상이 나타나지 않아 병이 생겼는지 알기 어려운 질병을 조기에 발견해 치료하고 질병의 진행을 막기 위해 건강검진을 한다. 속쓰림, 흉통 등 일부 증상은 건강검진으로 질병 유무를 확인할 수 있다. 이때 발견되는 대표적인 질병은 고혈입, 당뇨, 고지혈증 등 생활습관병, 뇌혈관과 신장혈관 등 혈관의 동맥경화, 암, 골다공증 등이다.

이처럼 검진 결과만으로 진단이 되기도 하지만 대부분은 건강검진 결과를 바탕으로 정밀한 검사를 해서 질병을 진단해야 한다. 두통, 어지럼증, 허리, 어깨, 무릎 통증 등 관절 증상에는 그에 맞는 전문의의 진료가 필요하다. 유방암, 폐암 등 일부 암은 진행이 매우 빠를 수 있기 때문에 검진을 받은 지 1년이 되지 않았더라도 이상증상이 생겼다면 검사를 받아야 한다. 건강검진에서 이상이 없어도 다음 검진을 받을 때까지 건강에 주의를 기울이지 않아도 된다는 말은 아니다.

자주 할수록 좋다?

건강검진에 대한 또 다른 오해는 '건강검진은 자주 할수록 좋다'이다. 검진을 무조건 자주한다고 좋은 건 아니다. 국가암정보센터에서 발표한 암 검진 권고안을 살펴보면 위암의 경우 40~74세 성인 기준 2년 주기로 위내시경 검사를 할 것을 권유하고 있다. 적어도 2년 주기로는 검사를 해야 한다고 생각하면 된다. 하지만 위암의 가족력이 있거나 위내시경 결과 위축위염이나 장상피화생이 심한 경우 위암으로의 진행 가능성이 있으므로 1년에 한 번 위내시경을 하는 것이 좋다. 1년에 한 번 위내시경을 하면 조기 위암의 발견율이 높으며 간격이 길어질수록 진행성 위암의 발견율이 높아지기 때문에 50세 이상이라면 1년에 한 번 위내시경 검사를 받는 것이 좋다. 또한 이전 검사에서 이상소견이 있었거나 새로운 증상이 생겼다면 1년 이내에 다시 검사해야 할 수도 있다.

대장암은 45~80세 성인 기준 1~2년에 한 번 대변검사를 권고하고 선택적으로 대장내시경을 권하고 있다. 하지만 대변검사의 한계가 있으므로 45세 이상 성인은 대장내시경을 주기적으로 하는 것이 좋다. 45세가 되기 전이라도 가족력이 있거나 담배를 피우거나 술을 많이 마시거나 고기 등 기름진 음식을 많이 먹는 경우에는 좀 더 빨리 대장내시경 검사를 시작하는 것을 고려해야 한다. 또한 대장내시경 검사에서 폴립이 발견되었다면 폴립의 크기와 조직 타입에 따라 검사 주기는 달라진다.

이렇듯 검사의 시기는 나이, 성별, 가족력 등 본인의 상황에 따라 달라진다. 또한, 자신이 이전에 어떤 검사를 했는지, 이상소견은 없었는지, 이전 검사와 비교해 변화가 있는지 확인할 수 있는 방법은 어떤 것이 있는지 알아야 하며, 지난 건강검진 이후 새로 생긴 불편한 증상이 있다면 건강검진에서 그것에 대한 검사를 할 수 있는지도 확인해야 한다.

비쌀수록 좋다?

건강검진에 대한 또 하나의 흔한 오해는 '건강검진은 비쌀수록 좋다'이다. 아무런 이상소견이 없는데 매년 CT와 MRI 검사, PET CT 등을 검사를 포함한 고가의 검진을 받는 사람이 있다. 하지만 비싸다고 다 좋은 건 아니다. 중요한 건 자신에게 맞는 맞춤형 검사를 하는 것이다. 모든 일에는 득과 실이 있듯이 검사에도 득과 실이 있다. 예를 들어 복부 CT 검사는 췌장 병변을 찾는 데 매우 유용하다. 췌장의 병변은 일반 검진에서 시행하는 복부 초음파만으로는 조기에 발견하기 어렵기 때문에 췌장암의 가족력이 있거나 보다 정밀한 검진을 위해서는 주기적인 복부 CT 검사가 필요하다. 하지만 CT 검사의 부작용도 있다.

그 첫 번째는 검사를 할 때 사용하는 방사선 때문에 생기는 문제이다. 방사선이 인체에 쪼여지면 직접 유전자 내 DNA 분자를 파괴하여 세포핵 자체에 손상을 주거나 프리래디컬free radical이라는 물질이 만들어져 간접적으로 세포핵에 손상을 줄 수 있다. 이러한 유전자 손상은 노출된 방사선의 양이 적은 경우 비교적 단시간에 복구된다. 하지만 제대로 복구되지 않고 돌연변이가 발생하고 이러한 변화들이 누적되면 일부 암이나 유전 질환의 변화가 생길 수 있다. 하지만 이런 일은 모든 사람에게 나타나는 것은 아니고, 일정량 이상으로 많은 방사선에 노출될 경우 위험률이 올라간다. 미국방사선협회에서는 복부 CT 검사로 인한 추가 암 발생 정도는 자동차를 몰고 3200km를 갔을 때 사망할 확률과 비슷하다고 했다. 그러므로 건강검진으로 매년 여러 가지 CT 검사를 반복적으로 하지 않는다면 건강검진으로 인한 득이 더 크므로 검사를 두려워할 필요는 없다.

두 번째는 복부 CT 검사 시 사용하는 조영제 부작용이다. 조영제는 검사에 꼭 필요한 약물이며 이 약물에 대한 부작용은 예측이 어렵다. 따라서 조영제 사용 후 부작용이 발생했을 때 빠르게 대처할 수 있는 병원에서 검사하는 것이 좋다.

나에게 맞는 건강검진 프로그램 짜기

1 현재 나의 상황을 정확히 파악하기

진단받은 질병 유무 → 단골 병원의 주기적 검사항목 체크 → 추적 검사 권유 항목 확인 → 마지막 건강검진 결과(특히, 추적 검사 권유 항목을 중심으로) 확인

2 나의 생활습관 평가하기

흡연을 한다면 폐에 대한 정밀한 검사 실시

과음을 한다면 간과 췌장 질환 중심 검사 실시

3 현재 내가 가지고 있는 증상 확인하기

속쓰림, 소화불량, 역류 증상, 가슴 통증 등의 증상이 있는 경우, 각 증상에 대한 검사가 가능한지 확인

4 가족력이 있다면 그 질병에 해당하는 검사 유무 확인하기

건강검진은 검진 자체보다 이후의 관리가 더 중요하다. 건강검진 결과가 나오면 건강검진에서 시행한 검사들의 이상소견 유무를 확인하고 이상소견이 있다면 언제 추적검사를 해야 하는지 확인해 일정표

에 적어놓고 검사를 해야 한다. 건강검진은 내 건강을 위한 작전을 제대로 짜기 위한 밑거름이 되어주어야 한다.

라이프스타일 메디슨
맞춤형 습관관리 지침

건강 관리의 시작은 나의 건강을 정확히 파악하는 것이다. 나의 상황을 정확히 알고 나의 생활습관을 객관적으로 파악한 후 상황에 맞는 전략을 짜야 한다.

라이프스타일 의학에서 이야기하는 생활습관의 카테고리에는 식이, 운동, 수면, 스트레스, 술, 담배의 6가지가 있다. 나는 여기에 한 가지를 더 추가하고 싶다. 바로 근골격계 건강이다.

관절이나 근육, 인대에 문제가 생기면 통증으로 인해 삶의 질이 급격히 떨어진다. 움직이기도 힘들고 당연히 운동도 할 수 없어진다. 건강을 유지하기 위한 생활습관 중 중요한 하나를 하지 못하게 된다. 건강한 삶, 즉 아프지 않게, 아프다면 질병이 관리가 잘 되게 혹은 질병이 천천히 나빠지게, 건강하게 늙어가기 위해서는 좋지 않은 생활습관을 건강한 생활습관으로 바꾸는 것, 좋은 생활습관을 내 것으로 만드는 것이 관건이다. 그렇다면 나에게 맞는 건강한 생활습관은 어떻게 만들어야 할까?

습관 파악 리스트를 작성하라

건강검진은 증상이 없는 조기 질병을 찾아낼 수 있고, 질병이 없다면 현재의 나의 건강 상태를 정확하게 판단할 수 있는 지표가 된다. 건강검진 결과를 바탕으로 내 생활습관의 문제점을 파악하여 내가 고쳐야 할, 또 고치고 싶은 것의 목표를 작성해야 한다. 예를 들면 다음과 같다.

식습관 파악 리스트의 예

☐ 아침을 먹는다.

☐ 끼니는 챙겨먹는다.

☐ 매일 과일을 먹는다.

☐ 매끼 채소를 먹는다(샐러드를 먹을 때 뿌려먹지 말고 찍어서 먹는다).

☐ 잡곡밥, 현미밥, 귀리밥 등 건강한 탄수화물을 먹는다.

☐ 물을 하루 2L 마시려고 노력한다.

☐ 햄, 베이컨, 소시지 등 가공육을 먹지 않는다.

☐ 짜지 않게 먹는다.

☐ 아이스크림을 먹지 않는다.

☐ 국수, 빵 등의 밀가루를 먹지 않는다.

☐ 라면 등의 인스턴트 식품을 먹지 않는다

☐ 잠들기 적어도 3시간 전에는 먹지 않는다.

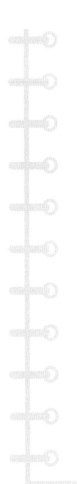

□ 커피 등 카페인 음료를 하루 한 잔 이하로 마신다.

운동 파악 리스트의 예

□ 유산소 운동을 찾아 일주일에 3번, 매회 한 시간씩 한다.

□ 일주일에 2번은 20~30분 정도 근력 운동을 한다.

□ 컴퓨터 앞에 앉아서 1시간 이상 일을 하면 꼭 스트레칭을
한다.

□ 가능한 계단은 걸어 올라간다.

□ 점심식사 후 20~30분은 걷는다.

수면 파악 리스트의 예

□ 일정 시간에 잠이 들고 일정 시간에 일어난다.

➡ 밤 11시에는 잠자리에 들고 아침 6시에는 일어난다.

금연과 금주 리스트의 예

□ 담배는 절대 피우지 않는다.

□ 술은 일주일에 한 번만 마시고 한 번에 세 잔 이상은 마시지
않는다.

만약 혈압이 높다면 체중감량과 짜지 않게 먹는 것과 유산소 운동
에 중점을 두어야 한다. 혈당이 높아 당뇨병으로 진행의 위험이 높다
면 단것을 피하고 밀가루 음식을 적게 먹고 유산소 운동에 중점을 두
어야 한다. 역류성 식도염이 있는 경우 야식, 과식, 기름진 음식을 피하

고 커피와 탄산음료를 줄이고 술 담배를 하지 말아야 한다.

이렇게 나의 문제점이 무엇인지, 무엇을 고쳐야 하는지, 고치고 싶은 생활습관의 리스트를 만들고, 리스트 중에 어떤 것부터 고쳐야 하는지 우선순위를 정한다.

석 달에 한 개씩 바꿔보자

나의 습관 파악 리스트를 작성 후, 생활 패턴을 객관적으로 인지하게 되면 고쳐야 할 점이 많을수록 막막하고 엄두가 나지 않는다. 이 많은 것들을 다 어떻게 할지, 어디서부터 어떻게 시작할지 막막해지기 마련이다. '할 수 있을까?' '할 수 없을 것 같아.' '이걸 하려면 내가 좋아하는 것을 못 하게 되는데….' '지금 건강이 그리 나쁘지 않는데 굳이?' 이런 생각들이 머리를 스치며 시작하지 않는 쪽으로 기울게 된다. 하지만 그대로라면 결코 아무것도 할 수 없다. 두려워하지 말고 리스트 중에 할 수 있을 것 같은 한 가지를 선택하여 그것만 고치도록 노력해보자.

내가 라이프스타일 코칭을 할 때 사람들에게 꼭 하는 말이 있다.

생각을 바꾸면 행동이 바뀌고

행동을 바꾸면 습관이 바뀌고

습관을 바꾸면 성품이 바뀌고

성품을 바꾸면 운명이 바뀐다(사무엘 스마일즈).

할 수 없다 생각하면 거기서 끝이다. 아무것도 할 수 없다. 하지만 할 수 있을까? 해볼까? 이렇게 생각하고 행동한다면 습관을 바꾸고 운명도 바꿀 수 있다.

세 살 버릇 여든까지 간다는 속담이 있다. 그만큼 습관을 바꾸기가 어렵다는 이야기다.

하지만 '습관은 바뀐다'. 사람마다 다르지만 보통 습관을 바꾸기 위해서는 3개월 정도의 시간이 필요하다고 한다. 3개월 정도 한 가지에만 집중해서 습관을 고치려고 하면 처음에는 불가능하게만 보였던 미션이 점점 쉬워지는 것을 느낄 것이다. 집중하던 것이 습관이 되어 쉬워지면 다른 미션을 골라서 또 석 달간 그것에만 집중한다. 이렇게 3개월에 한 개씩 건강한 습관을 가지게 된다면 1년에 4개, 5년에는 20개의 건강한 습관을 가질 수 있다. 즉, 5년이면 좋은 습관을 장착한 사람으로 다시 태어나게 되는 것이다.

새해 첫날 혹은 건강검진 결과표를 받고 건강해지기 위해 이러 이러한 습관을 가져야 한다는 설명을 들은 날이면 의욕이 넘쳐 '오늘부터 나는 건강해지기 위해 식이조절도 철저히 하고 운동도 열심히 하고 모든 면에서 최선을 다할 꺼야'라고 생각한다.

건강해지려고 노력하는 것은 매우 훌륭한 일이다. 하지만 한 번에 많은 변화를 이루려고 하다 보면 며칠 내로 지치게 되고, 결국 하고자 했던 목표를 이루지 못하면서 '작심 3일', 아니 '작심 10일'이 되기 쉽다. 우리는 건강 관리에만 집중을 할 수 없다. 출근해서 일을 해야 하고, 가장 혹은 엄마로서 역할을 해야 하고, 아들 딸 며느리 사위로서의 역할도 해야 한다. 이미 하고 있는 일이 너무 많기 때문에 시작하는 새로운 일이 너무 많은 시간과 노력을 요구한다면 애초부터 포기할 확률이 높다. 가랑비에 옷 젖듯이 아주 작은 노력으로 하나하나 좋은 습관을 만들어가야 한다. 매일 '아침 오늘 하루만', '이것 하나만' 지키려고 하다 보면 이 노력들이 쌓여 반드시 큰 변화를 가져올 것이다. 매일 아침 일어나 이루고자 하는 목표를 입으로 소리 내어 이야기하는 것도 큰 도움이 된다. "김선신, 오늘 하루 아이스크림 먹지 말자! 할 수 있다 아자!" 이렇게.

건강노트를 만들어라

건강한 습관을 가지기 위해서, 또 나의 건강 상태를 정확하게 파악하기 위해서 꼭 해야 할 일이 있다. 바로 건강노트를 만드는 것이다. 메모 기능이 있는 다양한 디지털 기기를 활용해도 좋지만 나는 아날로그를 좋아해서 노트에 적는다.

새해 시작할 때 다이어리를 사서 첫 페이지에 고치고 싶은 생활습관을 적는다. 그리고 매일 몸무게, 운동량, (가능하면)식사일기, 그날의 컨디션이나 그날의 중요한 일정 그리고 기쁜 일이거나 슬픈 일 등 나의 일상을 적는 것이다. 혈압이 높은 사람은 아침에 일어나 혈압을 측정해서 적어놓고 당뇨가 있는 사람은 혈당을 메모한다. 관절이 아프면 어느 관절이 아프다는 것을 적고, 왜 아픈지도 적어놓는 등 시시콜콜 나의 상태를 적는 것이다. '바빠 죽겠는데 그걸 어떻게?'라고 생각하면 못하는 것이다.

하루 십 분만 시간을 내면 할 수 있다. 물론 바빠서 못 적는 날도 있다. 특별한 이벤트가 있었는데 못 썼다면 그다음 날 아주 간단하게 적으면 된다. '모임에서 술 많이 먹고 집에 와서 바로 잠. 왜 그랬을까? 꽥!' 뭐 이렇게 부담 없이, 아무렇게나 휘갈기듯 써도 좋다.

2012년부터 기록 중인 나의 건강노트

건강검진을 하러 오신 분들을 대면하다 보면 어떠한 증상을 이야기하거나 상황을 상담하는 경우가 많다. 정확한 증상 확인을 위해 수진자와 대화를 나누다보면, 자신의 건강 상태에 대한 파악이 제대로 되어 있지 않은 경우가 흔하다.

의사 "혈압이 155/100으로 높으시네요."

내담자 "지난번 감기에 걸려 병원을 갔는데 혈압이 높다고 했어요."

의사 "얼마나 높았나요?"

내담자 "150에 95 정도요."

의사 "혹시 집에서 혈압을 재보셨어요?"

내담자 "네, 가끔 재는데 왔다 갔다 해요."

의사 "10번 측정하면 몇 번이나 140/90을 넘어가나요?"

내담자 "글쎄요, 그렇게까지 자세히 확인해보진 않았어요."

이미 병원에서 혈압 수치에 대한 경고를 들었음에도 방치하고 있어 당장 정확한 판단을 내리기가 곤란한 상황이다. 이는 환자가 일상생활을 하다가 신체적 고통을 직접 감지하는 경우에도 마찬가지다.

내담자 "아침에 일어나면 관절이 뻑뻑하고 아픕니다."

의사 "언제부터 그러셨어요? "

내담자 "오래 되었어요."

의사	"얼마나 오래요?"
내담자	"글쎄요, 한 서너 달? 아니 그것보다 더 된 것 같기도 해요."
의사	"증상이 매일 있으세요?"
내담자	"아니요, 매일 그런 것은 아니지만 점점 더 불편한 것 같아요."
의사	"불편한 증상이 한 시간 이상 지속되나요?"
내담자	"그럴 때도 있고 아닐 때도 있어요."
의사	"관절이 붓기도 하나요?"
내담자	"부을 때도 있어요."
의사	"어느 관절이 붓나요?"
내담자	"오른쪽 두 번째 손가락 마디가 부을 때도 있어요. 하지만 정확한 빈도는 잘 모르겠네요."

혹시 나도 전문의와 이런 대화를 나누지는 않았은지 한 번 되돌아보자.

불편한 증상이 있거나 혈압이 높을 때 좀 더 정확한 상황을 안다면, 병원을 가야 하는지 좀 더 지켜봐야 하는지 정확한 판단을 하기 쉬울 것이다. 건강노트를 만들면 언제부터 그랬는지, 혈압이 높은 것이 술 많이 먹은 다음 날 더 그런지 아닌지 등등 여러 가지 나의 상태를 파악할 수 있는 장점이 있다. 몇 달 뒤에 적어놓은 것을 보면 내가 어떻게 생활했는지도 뒤돌아볼 수 있는 자료도 된다.

전문가와 가족의 도움도 받아라

바꾸고 싶은 생활습관의 리스트를 작성하고 어느 것부터 바꿀 것인지 정하여 하나하나 고쳐나가는 것. 그것이 건강해지는 길이라고 했다. 하지만 말이 쉽지 혼자, 나의 건강상태를 파악하고 문제점을 찾아서 하나하나 고치는 것이 그리 녹녹한 작업은 아니다. 건강에 올인할 수 있는 상황도 아니다. 바쁜 일상에 더하여 나의 건강을 챙겨야 한다. 혼자 하기 힘겨울 때는 전문가의 도움을 받자. 혼자보다는 도움을 받을 때 좀 더 쉬운 길을 찾을 수 있고 주변의 도움이 포기하지 않고 지속적으로 유지할 수 있는 동력이 되기도 한다.

인터넷, 방송 등 여러 매체를 통해 건강 정보를 얻을 수 있지만 실제 나에게 맞는 것을 찾아 적절하게 시행하기는 어렵다. 라이프스타일 코칭 클리닉에서 상담을 해본 결과, 실제로 건강한 생활습관에 대하여 정확하게 알고 나에게 맞는 방법을 찾아 유지하는 사람은 그리 많지 않았다. 좋은 생활습관에 대해 알고는 있지만 실행하지 않는 사람, 많이 알지만 나에게는 맞지 않는 방법을 고집하는 사람, 관심이 없어 알려고 하지 않는 사람이 많다는 것이다. 정확하게 알고 제대로 실행하는 것, 이 두 가지가 꼭 필요하다. 또 한 가지는 가족의 도움이다. 상담을 하다 보니 이런 경우가 있었다.

40대 후반의 남성으로 건강검진 결과 당뇨병으로 진행되기 직전이며 콜레스테롤 수치도 높아서 식이와 운동습관의 변화가 꼭 필요한 경우였다. 나이도 50살에 가까워지고 몸도 예전 같지 않아 마음을 다

잡고 아침 운동을 시작했다고 했다. 출근하기 전에 운동을 하니 그 전에도 잘 먹지 않던 아침을 챙겨먹기가 더 어려워졌다. 부인에게 이것저것 간단히 먹을 수 있는 것을 준비해달라고 부탁했다. 저녁도 가능하면 외식을 하지 않고 집에서 먹기로 하고 당뇨와 고지혈증 환자들에게 좋은 식단을 해달라고 했다. 부인도 처음에는 이것 저것 열심히 챙기더니 얼마 지나지 않아 "그냥 하던 대로 하세요, 아이들이 그렇게 차려주면 먹지 않아서 아이들 입맛에 맞춰서 해야겠어요, 힘들어서 못하겠어요" 하더란다.

또 다른 50대 중반 남성은 아침 운동을 하기 위해 아침에 일찍 일어나기 시작했는데 아내가 덩달아 잠을 깬다고 적당히 하라는 소리를 들었다고 한다.

이렇듯 건강 관리를 위해 나도 쉽지 않은 한 걸음을 조심스레 내딛는데 옆에서 약간의 저항이라도 생기면 화들짝 놀라 원래대로 돌아가기 일쑤이다. 건강 관리를 할 때는 가족에게 도움을 청하자.

이런 건강 상의 이유로 이러 이러한 것들을 하려고 하니 내가 과자나 단것을 먹으려고 하면 말려주고 내가 잘할 수 있도록 격려와 도움을 달라고 진지하게 이야기를 해보는 것이다. 포기하지 않고 끊임없이 노력하는 모습을 보여준다면 도와주지 않을 가족은 없을 것이다. 단, 한 번에 한 가지 습관씩 바꾸는 것이 좋다. 혹시 여력이 된다면 두 가지 습관 정도 시도해보자. 너무 많은 것을 바꾸려 한다면 한 번에 많은 에너지가 들어가 얼마 가지 않아 포기하게 될 수 있기 때문이다.

누구나 건강해지길 원한다. 하지만 평생 건강 관리를 하려면 전력 질주는 금물이다. 전력질주를 하면 지쳐 오래할 수 없다. 건강 관리는 오래달리기다. 끝까지 달려야 한다. 천천히 가더라도 끝까지 달려야 한다. 오늘 달리다 넘어지면 내일 다시 일어나 다시 달리면 된다.

건강해지는 것은 나의 선택이다. 내가 타고 난 것을 바꾸기는 어렵지만 건강한 생활습관으로 내가 가지고 있는 잠재적 건강의 최대치를 끌어내면 된다. 결국 이것이 지금 의학계의 화두인 '라이프스타일 메디슨'이다.

주변 사람들이 나에게 물어본다. "얼마나 오래 살려고 매일 도시락 싸오고 운동하고 그래? 힘들지 않아?" 오래 살고 싶어서가 아니다. 다들 이야기하듯 열심히 관리를 한다고 해서 '절대' 아프지 않는 것도 아니다. 가능한 '최상의 나'로 살고 싶어서, 죽는 날까지 가능한 아프지 않고 살고 싶어서 노력하는 것이다.

나도 한순간에 이런 생활습관을 가지게 된 것이 아니다. 내가 할 수 있는 것을 정해서 계속 했고, 그 생활습관이 익숙해져서 힘들지 않게 되고 거기에 새로운 건강한 생활습관을 더해온 것이다.

건강 관리가 괴로우면 안 된다. 한 번에 많은 것을 바꾸려 전력질주하면 지치기 쉽다. 한 가지 한 가지씩 건강한 습관을 들이자. 힘든 미션을 해야 할 때 그걸 평생 해야 한다고 생각하면 막막하고 할 수 없을 것 같아 포기하게 된다. 어제 하고자 했던 미션에 실패했다 해도 상관없다. 그건 어제의 일이다. 매일 아침 일어나 나에게 이야기하자. "오늘 하루만 지키자. 오늘 하루는 할 수 있을 꺼야" 라고. 포기하지 않고 계속 하다 보면 결국 된다. 될 때까지 포기만 하지 말자.

그간 라이프스타일 코칭 클리닉을 운영하며 수 백 번 했던 말을 다시 한 번 강조하면서 이 책을 마무리하고자 한다. 어려워하지 말고 하나씩만 건강습관에 투자하길 바란다. 요즘은 백세 시대라고 말하지만 어느 누구도 아프고 불편한 상태로 오래 살고 싶지는 않을 것이다. 물리적으로 사망하는 나이인 기대수명이 아니라 건강수명을 늘리기 위해 지금부터라도 시작하자.

지금의 투자는 반드시 건강수명의 연장으로 나에게 돌아올 것이다.

김선신 교수가 제안하는

성공적인 건강관리를 위한 처방전

➡ 나의 건강상태를 정확하게 파악한다.

➡ 고치고 싶거나 고쳐야 할 습관의 리스트를 작성하고 우선순위를 정한다.

➡ 리스트에서 고칠 습관 한 가지를 성해서 그것만 고 치도록 노력한다.

➡ 매일매일 오늘만 지키자는 마음으로 하루하루 버티 고 될 때까지 한다.

➡ 건강노트를 만든다.

➡ 혼자서 하기 힘들면 전문가와 가족의 도움을 받는다.

LIFESTYLE MEDICINE

　　내가 근무하고 있는 라이프스타일 코칭 클리닉을 찾는 사람들은 건강하고 싶은데 어떻게 해야 건강해질 수 있는지, 무엇을 어떻게 시작해야 할지 막막한 사람들이다. 그래도 그들은 클리닉을 찾는 적극적인 행동을 했고 그로 인해 '첫 단추'를 꿰었다. 막막함은 바로 이 첫 단추를 꿰는 순간 걷히기 시작한다. 이 책을 읽는 분들 모두에게 각자의 '첫 단추'가 되어주길 바라는 마음으로, 지금까지 내가 만난 사람들의 이야기를 통해 우리가 어떻게 현실을 파악하고, 협의를 통해 함께 전략을 수립하고, 하나씩 하나씩 이루어나갔는지 상세히 소개하고자 한다. 대단한 이야기는 없다. 건강에 좋은 삶의 방식이란 여러분도 익히 알고 있는 그것들과 크게 다르지 않다. 하지만 알고 있는 것과 알고 있는 것을 실천하는 것 사이에는 너무도 큰 간극이 존재한다. 그 간극을 좁히기 위해 나는 그들에게 의학적 지식을 토대로 '처방'했고 그들 역시 이것을 건강을 개선시켜줄 '치료'로서 받아들이고 행동했다. 여러분 또한 이런 관점에 동참하여준다면 그들의 케이스를 통해 일상생활에서 즉각적으로 활용 가능하고 지속적으로 실천 가능한 건강 관리법을 얻을 수 있을 거라 기대한다.

　　클리닉에 오는 사람들의 대부분은 비만하다. 실은 살을 빼고 싶어 클리닉을 찾았다고 고백하는 이들도 많다. 나는 이야기한다. 라이프스타일 코칭 클리닉은 살을 빼는 곳이 아니라고. 건강한 생활습관을 유지하다 보면 살이 빠지고 살이 빠지면 더 건강해지는 것이라고. 몇 개월 내에 몇 킬로그램 빼는 것, 즉 단기간 살을 빼는 것이 목적이라면 먹는 양을 비정상적으로 줄이고 운동을 하면 뺄 수 있다. 하지만 그런 비정상적인 생활을 평생 유지할 수는 없다. 다시 평소의 식사량으로 돌아가고 조금이라도 운동을 게을리하면 요요 현상이 발생하고, 결국 몸무게는 더 늘어난다. 이러한 상황이 반복되면 걷잡을 수 없이 체중이 늘어나서 더 이상 노력도 하지 않게 된다. 잘못된 노력이 오히려 몸을 망친다.

그렇다면 제대로 된 노력이란 어떤 걸까? 우리가 관리해야 할 라이프스타일은 식이, 운동, 수면, 스트레스 관리와 술, 담배 관리이다. 습관은 짧은 기간에 바뀌는 것이 아니기 때문에 6가지 생활습관을 면밀히 파악하고 어디서부터 바꾸어나가야 하는지 함께 작전을 짜야만 한다.

case 1 만성 피로
매일매일이 피곤한 미나 씨

42세의 미나 씨는 직장에 다니는 싱글 여성이다. 하루하루 열심히 살려고 노력한다. 아프면 늙은 엄마 말고는 나를 돌봐줄 사람이 없으니 아프지 말아야 한다는 생각이 머리를 떠나지 않는다. 그래서 인터넷에서 건강 관련 기사를 찾아 보고, 몸에 좋다는 것을 사서 먹기도 해본다. 그런

253

데 매일매일이 너무 피곤하다. 집에 들어가면 아무것도 하기 싫다. 검사를 해보면 딱히 아픈 곳은 없는데 정말 생활이 점점 더 엉망이 되어가는 것 같고 어디서부터 손을 써야 할지 막막해서 왔다고 했다. 가장 힘든 것이 무엇이냐고 물어보았더니 밤에 너무 피곤한데 잠이 오지 않고 잠이 들어도 새벽에 두세 번은 깨는 것이라고 했다. 잠자리에 드는 시간은 11시쯤인데 거의 매일 한두 시간 뒤척이다 잠이 든단다. 퇴근 후 특별한 약속이 없으면 헬스클럽에 가는 미나 씨는 몸이 힘들면 잠을 잘 것 같아서 일부러 강도 높은 운동을 하고 집에 오는 일도 많았다. 아침에 겨우 일어나면 출근하기 바빠 아침은 먹지 못하고 커피 한 잔을 마시면서 출근을 하고, 점심이 끼니의 시작이라고 했다. 하지만 점심에는 배가 고파서 양껏 많이 먹는다고. 최근 체중이 자꾸 늘어나서 저녁은 운동 가기 전에 간단히 빵 한 개와 우유 혹은 삼각김밥 한 개를 먹는다고 했다. 간식을 먹는지 물어보았더니 출근해서 일단 믹스커피를 한 잔 마시고 일을 시작하고 점심 먹기 전까지 믹스커피와 사무실에 있는 과자를 먹고 점심은 하루 한 끼는 잘 먹어야 한다 생각해 배부를 때까지 먹는다고 했다. 점심 메뉴는 본인이 제일 좋아하는 칼국수, 수제비 혹은 탕수육과 자장면이다. 퇴근 전까지는 점심에 먹은 밥 때문에 배가 고프지는 않고 믹스커피를 한두 잔 더 마신다고 했다. 여기까지 이야기를 듣고 나는 다음과 같이 처방을 해주었다.

1 커피를 줄이세요.

2 아침을 드세요.

3 저녁을 잘 챙겨 드세요.

4 운동은 가능하면 8시 이전에 마치고 너무 센 강도로 하지 마세요.

이 네 가지를 바꾸어야 하는 이유는 다음과 같다.

① 커피를 줄이세요

커피를 줄여야 하는 이유는 커피에 들어 있는 카페인이 각성제이기 때문이다. 카페인은 뇌를 깨운다. 몸에 들어온 카페인의 반감기는 12시간이다. 수면시간이 짧고, 자다 자꾸 깨서 수면의 질도 좋지 않은 상태에서 아침에 일어나면 머리가 멍하고 잠이 깨지 않는다. 빈속에 커피 한 잔으로 뇌를 자극하면서 출근, 그리고 출근하고 나서도 습관처럼 커피를 마시고 나를 쥐어짜며 일을 한다. 오후 4~5시에 마신 커피가 그 효과를 다하는 시간은 새벽 4~5시이기 때문에 카페인의 영향으로 너무 피곤한데 잠이 잘 오지 않는 것이다. 잠이 들어도 자꾸 깨는 것도 같은 이유다. 뇌를 자꾸 자극하면서 자려고 하기 때문에 수면의 질이 나빠지는 것이다.

커피를 먹어도 바로 잘 수 있다는 사람들이 있다. 사실 나도 레지던트를 마칠 때까지 그랬다. 따듯한 커피를 먹어야 잠이 잘 온다고 착각한 적도 있었다. 라이프스타일 메디슨을 접한 이후 피곤하면 잠시 쉬고 일을 해야지 나를 쥐어짜면서까지 일을 하지 말자고 생각해서 커피를 끊었다.

며칠은 정말 끔찍했다. 머리가 터질 것 같이 아프고 기운도 없고 기분도 나쁘고…. 아마 담배를 끊을 때도 비슷할 것 같다는 생각이 들었다. 카페인 중독에서 벗어나기가 쉽지 않았다. 하지만 하루, 이틀, 삼일이 지나면서 오히려 머리가 맑아지는 것을 느꼈다. 그리고 한 3년 커피를 완전히 끊었었다. 나는 내가 커피를 좋아하는 줄 착각하고 있었다. 하지만 사실은 그저 그 순간 기분을 전환시킬 마실 것이 필요했던 것이다. 그래서 대신 카페인이 없는 차를 마셨다. 새로운 맛의 탐험이었다. 세상에 카페인 없는 맛있는 차가 이렇게 많은 줄 몰랐다. 그러던 어느 날, 약속 때문에 카페에 갔다가 커피 향이 너무 좋아 한 잔 마셨는데… 그날 밤 가슴이 두근거려 한숨도 잘 수 없었다. 카페인에 대한 감수성이 변한다는 것을 아주 강렬하게 느낀 밤이었다.

사람마다 카페인에 반응하는 정도는 다르다. 하지만 몸에 들어온 카페인은 자기의 역할을 한다. 뇌를 자극하여 깨어나게 하는 역할을. 우리가 그걸 인지하지 못하더라도 말이다.

수면에 문제가 있는 사람이 카페인 음료를 마신다면 점심시간이 되기 전까지 하루 한 잔에서 최대 2잔 정도만 마시기를 권한다. 잠이 깨지 않아 커피를 마시고 커피를 마셔서 잠을 잘 자지 못하는 악순환의 고리는 반드시 끊어야 한다.

② 아침을 드세요

아침을 먹어야 하는 이유는 밤 동안에 연료를 다 써버렸기 때문에 연료를 보충하고 하루의 리듬을 정돈하기 위해서다. 하지만 숙면을 위해서도 아침식사는 중요하다. 음식을 꼭꼭 씹어 먹어야 뇌가 뇌가 아침이 왔음을 인지하고 깨어나기 때문이다. 인간의 뇌는 잠을 자고 일어나서 16시간이 지나면 이제 자야 한다고 알려주는 수면 사이클을 가지고 있다. 아침을 먹은 후, 그러니까 첫 저작활동을 한 후 16시간 지나야 잠을 자라고 사인을 보낸다. 다시 말해 아침식사란 잘 자고 잘 일어나기 위한 시작 버튼 같은 것이다.

아침에 일어나서 출근하기도 빠듯한데 아침을 어떻게 먹을 수 있냐고 회의적인 반응을 보이는 분들이 많다. 미나 씨도 그랬다. 커피 한 잔도 간신히 챙기는 데 아침 상을 어떻게 차리냐고 울상을 지었다. 나는 이야기했다. "아침을 꼭 정식으로 한 상 차려 먹어야 할 필요는 없어요." 대단한 걸 하자는 게 아니다.

채소나 과일, 단백질, 건강한 탄수화물이면 된다. 사과 작은 것 한 개 혹은 바나나나 귤 한 개, 두유나 우유 한 잔, 통밀 모닝 빵이나 식빵 한 쪽, 여기에 전날 삶아놓은 계란 한 개면 더할 나위 없이 훌륭한 아침식사가 된다.

③ 저녁을 잘 챙겨 드세요

저녁을 잘 먹어야 하는 이유는 오렉신orexin이라는 물질 때문이다. 다이어트를 위해 저녁을 먹지 않았는데 배가 고프고 잠이 오지 않아 오밤중에 폭식을 한 경험이 다들 한 번쯤은 있을 것이다. 저녁을 먹지 않고 배가 고픈 상태가 되면 우리 몸에서 오렉신이라는 물질이 활발하게 분비되는데, 이 오렉신은 식욕을 늘리는 호르몬이지만 뇌를 깨우는 각성 물질이기도 하기 때문이다.

④ 운동은 가능하면 8시 이전에 마치고 너무 센 강도로 하지 마세요

운동을 저녁 8시 이전에 마쳐야 하고 너무 센 강도의 운동을 하지 않아야 하는 이유가 있다. 운동 자체는 혈액 순환을 좋게 하고 몸의 긴장감도 낮춰주기 때문에 규칙적인 운동은 잠자는 데 도움이 된다. 하지만 운동 중에 각성 호르몬인 코티솔cortisol이 증가하면 수면에 방해가 될 수 있다. 미나 씨의 경우 이것은 아침이 유독 힘들고 늘 피곤한 원인이기도 했다. 잠을 자기 위해서는 우리 몸 속 코티솔이 줄어들고 수면 호르몬인 멜라토닌이 분비되기 위한 시간적 여유가 필요하다. 때문에 수면에 문제가 있는 사람은 운동을 저녁 8시 전에는 끝마치고 뇌에게 잘 준비를 할 시간을 주어야 한다. 물론 수면에 큰 문제가 없는 경우 더 늦게까지 운동을 할 수도 있지만 미나 씨처럼 잠을 자기 위해 몸을 혹사시키는 건 곤란하다. 역효과만 낳을 뿐이다.

평소 건강 정보에 관심이 많았던 미나 씨는 나의 네 가지 처방을 모두 납득했다. 문제는 실천할 엄두가 나지 않는다는 거였다. 모든 미션을 한 번에 다 시행하려고 노력하다 보면 힘들어서 금방 치치게 되고 포기하게 될 확률이 높다. 내가 요구한 것도 오늘 당장 모든 것을 바꾸라는 게 아니었다. 하지만 누차 이야기한 것처럼 "할 수 없을 것 같다"와 "한 번 해볼까?", 그 시작의 차이는 '딱 한 번'이지만 그 결과 어마어마하다. 우리는 그 하나를 '커피'로 정했다

아침에 일어나면 공복에 바로 커피를 마시지 말고 따뜻한 우유 한 잔을 마시기로 했다. 그리고 가능하다면 통밀 빵, 귤 한 개나 바나나로 아침을 먹는 미션까지 클리어해보기로 했다. 일단 꼭 우유가 아니더라도 카페인 없는 음료를 커피 대신 마시는 것에 집중했다. 미나 씨는 아침에 커피를 마시지 않으면 하루를 제대로 시작하지 못할 것 같았는데 막상 해보니 따뜻한 음료 한 잔이면 되었던 것 같다고 했다. 따뜻한 우유와 함께 아침을 챙기는 것은 매일 성공하지는 못했지만 미리 준비해놓은 것을 가지고 출근을 해서 일을 시작하기 전에 먹는 것은 일주일에 3번 정도는 성공했다(커피 줄이기 클리어).

운동을 8시 이전에 마치는 것에 대해서는 운동에 대한 관점을 좀 달리해보기로 했다. 운동을 꼭 헬스클럽에서 해야 하는 것은 아니다. 미나 씨는 점심식사 후에 2~30분 정도 회사 주변을 걷고 사무실에 올라갈 때는 계단을 이용하는 것으로 운동을 대신했다. 매일 간단히 건강노트를

작성하는 것으로 하루 하루를 점검했다. 코칭 3개월 차, 미나 씨는 아침이 달라졌다고 했다. 밤에 잠을 잘 자게 되었고 아침에 눈이 잘 떠지니 출근 시간에 쫓기지 않아 아침을 챙겨 먹는 것이 수월해졌다고 했다. 벌써 세 개의 미션을 달성한 우리는 이제 건강하게 먹는 방법을 찾아보기로 했다. 수제비, 칼국수를 좋아하는 미나 씨에게 탄수화물 끊기는 결코 만만치 않은 미션이지만 〈밀가루 줄이기 처방전〉이 상당한 도움이 되었다. 밀가루 음식을 먹는 날을 점차로 줄여나가면서 미나 씨는 한 발 한 발 앞으로 나가고 있었다. 나는 그녀가 계속 앞으로 나아갈 수 있도록 그녀의 뒤에 서서 그녀를 응원하고 어려운 일이 생기면 함께 해결해나갔다.

시간이 지날수록 미나 씨는 미션을 클리어 하는 것이 어렵지 않고 하루의 루틴으로 느껴진다고 했다. 더 이상 클리닉에서 만나지 않아도 될 것 같았다. 졸업이다. 코칭 클리닉 마지막 날, 미나 씨는 알고 있는 것을 실천하는 것의 즐거움에 대해 이야기했다. 처음에는 못할 것만 같았는데 너무 많은 것을 생각하지 않고 하나씩 하다 보니 몸이 좋아지는 것을 느끼게 되었고, 그것이 즐거움이 되고 동기부여가 되어 계속할 수 있었다고 했다. 모범답안이다. 우리는 이제 일 년에 한 번 건강검진 때 만나고 있다.

case 2 고도 비만
체중계가 두려운 은주 씨

56세 여성 CEO의 이야기다. 30대 중반에 둘째 아이를 출산하고 육아와 일을 병행하느라 자신의 건강을 챙기지 못했는데 더 이상은 건강 관리를 미룰 수가 없을 것 같아서 클리닉을 찾았다고 했다. 가장 문제점이 무엇인 것 같은지 질문했더니 고도비만이라고 했다. 몸무게만 줄인다면 정말 많은 것이 달라질 것 같다고 했다. 체중을 줄여보려고 여러 가지 방법을 다 써봤지만 일시적인 체중 감소 후 다시 몸무게가 더 늘어나는 등 매번 실패를 했다. 지난 20년간 이런 실패를 반복하니 몸무게는 20kg 이상 늘어났고 고도비만이 되었다고 한다.

많은 사람들이 다이어트를 시도한다. 하지만 실제로 성공하는 사람들은 그다지 많지 않다. 그 이유는 무엇일까? 일단 단시간에 아주 특별한 방법을 이용해 체중을 줄이려고 하기 때문이다. 3개월에 10kg 감량을 해준다는 광고도 쉽게 볼 수 있다. 하지만 우리는 3개월만 살고 그만 사는 것이 아니다. 물론 결혼식 같은 중요 행사가 있어 그때를 위해 날씬해지겠다, 같은 기간이 정해져 있는 단기간의 목표를 세울 수도 있다. 하지만 아주 특별한 순간이 아닌 나의 건강을 위해서는 장기적인 전략이 필요하다. 몸무게를 빼기 위한 노력을 하는 것이 아니라 건강한 생활습관을 하나하나 늘여나가다 보면 몸무게가 빠지고 건강해지고 다시 몸무게가 늘지 않게 된다. 물론 이를 위해서는 장기적인 노력이 필요하다. 하지만 겁먹을 필요 없다. 포기하지 않고 될 때까지 하면 된다.

먼저 식사에 대하여 물어보았다. 아침은 먹지 않고, 점심은 주로 회사 근처 식당에서 먹는다고 했다. 저녁은 일주일에 3~4일 정도 모임이 있는데 술도 잘 마신다고 했다. 사실 술 마시는 것을 좋아한다는 그녀. 저녁에 술을 마시고 집에 들어가면 배가 고픈 것 같아 빵이나 떡, 라면 같은 것을 먹고 자는데 먹고 거의 바로 자기 때문에 아침에 일어나면 속이 더부룩하고 불편해서 아침을 먹고 싶지 않다고 했다. 그리고 점심이 되면 얼큰하거나 국물이 있는 음식을 먹게 된다고 했다. 가장 좋아는 점심 메뉴는 칼국수나 수제비다. 국수를 좋아해서 짬뽕이나 자장면을 먹으러 중국집도 자주 간다고 했다. 드물게 약속이 없는 날은 가능한 가볍게 떡 한두 조각이나 고구마를 먹기도 한다. 커피는 아침에는 블랙커피에 설탕을 넣어 마시고 오전 중에 한두 잔, 오후에 한두 잔은 설탕을 넣지 않은 블랙커피를 마시지만, 커피를 마실 때마다 마카롱이나 쿠키를 함께 먹는 패턴이다. 하루 커피를 적게는 4잔, 많게는 6잔 정도 마시는데, 커피와 함께 하는 마카롱처럼 단 간식이 하루의 행복이란다. 일에 집중할 때는 초콜릿도 자주 먹는다고 했다. 운동은 하지 않고, 수면에 대해서는 잠이 들기가 힘들고 자꾸 깨지만 술을 많이 마신 날은 잘 자는 것 같다고 했다.

나는 다음과 같이 처방했다.

1 규칙적이고 건강한 식사를 하세요.

2 잠을 잘 수 있는 방법을 찾아보세요(➡ 커피 줄이기).

3 단 간식을 끊으세요.

4 밀가루 음식을 끊으세요.

5 술은 지금 드시는 것의 반으로 줄이세요. 어렵다면 2/3로 줄이세요.

6 운동은 할 수 있는 것부터 시작하세요.

바꿔야 할 생활습관에 대하여 이야기하자 은주씨의 얼굴이 갑자기 어두워졌다. 이걸 어떻게 다 할 수 있냐고 되물었다. 이 여섯 가지를 한 번에 바꾸려고 하면 할 수 있는 사람은 없다고 생각한다. 그녀 역시 같은 반응이었다. 규칙적이고 건강한 식사에 대해서는 일단 아침을 먹지 않은 지 20년이 넘었는데 다시 아침을 먹어야 한다는 것도 스트레스이고 건강한 식사? 이건 또 뭔지, 뭔가 굉장히 어려워 보이고 막막하다고 했다.

① 규칙적이고 건강한 식사를 하세요

나는 제일 먼저 그녀와 함께 규칙적으로 식사를 하기 위한 작전을 짰다. '살은 하루 다섯 번 먹으면서 빼는 것'임을 강조했다. 그녀는 다섯 번이라는 말에 눈이 동그래졌다. 굶어도 살이 빠지지 않는데 하루 다섯 번을 먹으면서 살을 빼라니 말도 안 된다고 했다. 음식은 우리 몸을 움직이게 하는 연료인데 연료를 제때 공급받지 못하면 우리 몸은 위기상황으로 인식한다. 연료가 없어 몸이 움직이지 못하는 상황에 대비하기 위해 모두 저장한다. 그래서 먹기만 하면 다 살로 가게 되는 것이다. 아주 간단한 원리다.

우리는 우선 아침을 먹기 싫은 이유에 대해 이야기해보았다. 저녁에 늦게까지 술과 안주를 먹고 들어와서 바로 자고 나면 당연히 아침을 먹기가 싫다. 잠을 자면서 위도 쉬어야 하는데 그러지 못하기 때문이다. 일단 저녁 약속 장소를 고깃집이나 중국집처럼 무거운 음식으로 하지 않기로 했다. 그리고 어느 식당에 가던지 먼저 채소를 많이 먹어 배를 부르게 하고 술을 가능한 적게 마시는 전략을 세웠다. 저녁 9시가 넘으면 의도적으로 먹지 않기로 했다. 그녀는 어려울 것 같다고 했다. 하지만 해보겠다고 했다. 다음 번 만났을 때 그녀는 저녁을 적게 먹고 야채를 많이 먹는 것은 실패했다고 했다. 술을 가능한 적게 먹고 저녁 9시가 넘어서 먹지 않는 것은 지난 일주일 동안 4번 성공했다고 했다. 반은 성공이었다. 밤 늦게 음식을 먹지 않으니 아침식사 하는 것은 그리 힘들지 않았다고 했다. 저녁식사에서 야채를 많이 먹고 식사량을 줄이는 것이 왜 어려웠냐는 질문에, 모임에 갔을 때 배가 고파서 있는 음식을 허겁지겁 먹었다고 했다. 전략적 간식이 필요했다.

우리는 저녁 약속에 가기 전에 따뜻한 카페인이 없는 차나 두유를 한 잔 마셔보기로 했다. 배가 고프다는 느낌이 들지 않도록 칼로리가 낮고 건강한 것(오이나 파프리카, 방울 토마토를 10개 정도)을 계속 먹어 몸이 음식이 계속 들어온다고 느끼고 더 이상 저장하지 않게 하는 것을 목표로 했다. 작전은 성공이었다. 채소를 많이 먹고 술을 가능한 적게 마시고 9시 넘어서는 먹지 않았다. 하루 하루 오늘만 지키자는 마음가짐으로 2달 정도 지났을 때 그녀는 이제는 이런 생활이 힘들지 않다고 했다. 물론 매일 성공하는 것은 아니지만 점차로 성공 하는 날이 많아 지고 할 수 있을 것 같은 자신감도 생긴다고 기뻐했다. 아침과 점심 사이 간식은 카페인이 없는 차를 마시기로 했다. 물을 마시면 탈수를 방지하는 장점도 있지만 배고픔을 느끼지 않아 과식하지 않게 하는 장점도 있다.

3개월이 지나고 4개월째, 그녀는 환한 얼굴로 진료실로 들어왔다. 작아서 입지 못했던 옷을 입고 왔다며 자랑하는 그녀의 얼굴이 너무 행복해 보여 덩달아 나도 행복해졌다.

② 잠을 잘 잘 수 있는 방법을 찾아보세요

하루 5번 먹는 것이 조금 익숙해진 그녀와 잠을 잘 잘 수 있는 생활 습관을 만들어보기로 했다. 나는 먼저 잠이 부족하면 어떤 일이 일어나는지 이야기했다.

잠이 부족하면 어떤 문제가 생길까? 집중력이 떨어지고 감정기복이 증가해 일의 능률이 떨어진다. 인슐린 분비가 제대로 되지 않아 당뇨병의 위험성이 높아지며 과식을 억제하는 렙틴이 분비되지 않고, 식욕을 돋우는 그렐린이 분비되어 살이 찌게 된다. 잠을 못 자면 살을 빼기가 어렵다는 이야기이다.

　잠을 잘 자기 위해서는 무엇보다 아침에 일어나는 시간을 일정하게 해야 하는데, 저녁 약속이 많고 아침 시간이 불규칙한 그녀는 애초에 잠을 잘 잘 수가 없는 패턴을 가지고 있었다. 게다가 수면위생에 결정적인 침실 환경도 문제였다. 숙면을 위해서는 뇌가 침실을 오직 잠을 자기 위한 공간으로 인지할 수 있도록 가급적 다른 활동을 위한 요소들을 배제해야 한다. 하지만 집에 돌아와서도 업무를 계속하는 일이 많았던 그녀의 침실에는 너무나 많은 것이 들어와 있었다. 핸드폰, 서류들, 노트북…. 아예 거실이나 서재에서 쪽잠을 자는 경우도 많았고, 가끔 일이 없어 쉬는 경우에도 침대에서 책을 읽거나 핸드폰을 들여다보곤 했다. 개선이 시급했다. 나는 이 부분은 좀 과감하게 정리하자고 했다.

　결단력이 있는 성격인 그녀는 '침실에서 일하지 않는다', '각성 호르몬을 자극하는 TV나 핸드폰 보기, 책 읽기 등을 침대에서 하지 않는다'는 과감한 결심을 했고 나는 여기에 더해 잠이 오지 않을 때는 억지로 침대에 누워 있지 말라고 조언했다. 억지로 침대에 누워 있는 것은 여러 이유에서 숙면에 마이너스이기 때문이다. 잠이 오지 않는다면 일단 침대 밖으로 나온 다음 졸릴 때 다시 침대로 가기로 했다. 또, 침실에 시계를 두지 않기로 약속했다. 잠이 오지 않는다고 수시로 시계를 확인하고 불안해하면 뇌를 각성시켜 더욱 잠이 오지 않는다. 혹시 자다가 깨더라도 시간을 확인하지 말고 다시 잠드는 것에 집중해야 한다. 그러기 위해 시계를 치우고 핸드폰도 침실 밖에 두기로 했다.

우리는 그녀가 잘 자기 위해 꼭 필요한 카페인 줄이기에 대해서도 작전을 짰다. 최애 기호식품인 커피를 줄이라고 하니 그녀의 표정이 어두워졌다. 전에도 줄여보려고 했지만 하루를 버티지 못하고 다시 마시게 되었다고 했다. 커피를 마시지 않으니 머리가 희릿해서 집중을 할 수가 없고 두통까지 생겨 너무 힘들었다고 했다. 커피를 끊는 방법은 두 가지가 있다. 아예 마시지 않는 것과 커피를 줄여나가는 것이다. 담배를 끊을 때 금단증상이 나타나는 것처럼 카페인도 금단증상이 생긴다. 3일 정도 지나면 그런 증상들이 줄어들며 서서히 없어진다. 커피를 줄이는 시도는 주말에 하기로 했다. 주중에는 출근해서 결정해야 할 일들도 많고 멍한 상태로 일을 하기는 힘들기 때문이었다. 커피를 하루 두 잔으로 줄이고 가능한 점심시간 전에 마시기로 전략을 짰다. 그래도 뭔가 아쉬울 땐 대신 카페인이 없는 차를 마시기로 했다.

③ 단 간식을 끊으세요

커피와 함께 했던 단 간식이 그녀의 칼로리 폭탄이었다. 빵이나 과자, 아이스크림, 케이크, 설탕에 들어 있는 탄수화물은 단순당으로, 정제된 탄수화물이다.. 정제된 탄수화물을 먹으면 우리의 뇌는 마약을 하거나 보상을 받았을 때와 같은 부위가 활성화된다. 그 때문에 계속 단맛이 나는 탄수화물을 찾게 되는 것이다. 탄수화물 중독이다.

정제된 탄수화물을 먹으면 우리 몸에 어떤 변화가 생길까? 혈중 포도당 농도가 급격히 상승하고 또 급격히 하락한다. 혈당이 급격히 상승하면 혈당 조절을 위해 췌장에서 인슐린이 많이 분비되어 혈당이 급격히 낮아지는 혈당 스파이크가 생기는데, 이는 결국 당뇨, 비만의 원인이 된다.

그녀에게 커피와 단 간식은 하나였다. 커피를 마시면 단 간식을 꼭 먹어야 했다. 중독에 가까운 나쁜 습관이었지만 커피를 줄이면서 단 간식도 자연스럽게 줄일 수 있었다.

④ 밀가루 음식을 끊으세요

그녀가 고쳐야 할 것 식이습관 중 가장 심각한 것이 밀가루 음식이었다. 나는 그녀에게 먹지 말아야 한다고 생각하면 더 먹고 싶어지니 참아야 한다고만 생각하지 말고 새로운 맛을 찾아보자고 했다. 50년 넘게 많이도 먹었을 밀가루 음식 대신에 그동안 먹지 않았던 것을 먹어보자고 했다. 보통 건강한 것은 맛이 없다고 생각한다. 그렇게 생각하면 지는 거다. 익숙하지 않아서 맛이 없게 느껴질 수도 있다. 일단 시도해보자. 맛이 없어서 조금 먹었다면 그날 칼로리 섭취도 줄었을 테니 체중 감량에도 도움이 될 것이다. 좋게 생각하자.

좋아하는 음식을 먹지 말라고 하면 불가능하단 생각이 먼저 들고 불행해진다. 할 수 있을 리 없다고 느낄 수 있다. 하지만 하루 이틀 안 먹는 건 가능하다. 일단 짧은 기간 정제된 탄수화물을 끊고, 정말 먹고 싶을 때 먹고 다시 먹지 않는 기간을 점점 늘려가면서 줄여 나가면 된다. 그렇게 서서히 끊는 것이다. 또 참지 못했다면 자신을 나무라지 말고 몸을 좀 더 움직이면 된다. 이번에는 그녀가 먼저 제안을 했다. 밀가루 음식을 먹은 날은 식사 후에 회사 주변을 20~30분 걸어보기로.

⑤ 술은 지금 드시는 것의 반으로 줄이세요

CEO인 그녀는 사업상 저녁 모임이 많았다. 술도 많이 마신다고 했는데 술 마시는 것을 좋아해서 저녁 모임이 힘들지 않다고 했다. 나는 술은 안 마시는 것이 좋지만, 안 마시는 것이 불가능하다면 하루 2잔 이상은 마시지 않도록 해보자고 했다. 그녀는 이러한 나의 제안에 어떻게 두 잔만 마시냐고 반문을 했다. 하지만 두 잔만 마셔야지 '생각'하고 모임에 간다는 것에 의미가 있다. 2잔을 마시기로 정하고 갔는데 6잔을 마실 수 있다. 실패할 수 있다. 뭐 흔히 일어나는 일이다. 하지만 아무 생각 없이 마시는 것보단 분명 양을 줄일 수 있다. 오늘 실패했다면 다음에 또 시도하면 된다. 될 때까지 하면 되는 일이다.

그녀는 술을 마시면 잠을 잘 잘 수 있다고 했다. 잠을 자는 데 어려움이 있는 경우 술을 많이 마신 날은 잠을 푹 자는 것 같아 술 마시는 것에 관대해질 수 있다. 수면제를 먹는 것보다 술이 안전하다고 생각하기도 한다. 하지만 그렇지 않다. 알코올은 뇌 기능을 억제해 잠이 들도록 한다. 술을 마시면 처음 3시간 정도는 깊은 잠을 자는 것 같지만 알코올이 분해되어 그 작용이 없어지면서 반복적으로 깨고 얕은 잠을 자게 된다. 악몽도 자주 꾼다. 또한 술을 매일 마시면 알코올 의존과 중독 상태로 갈 수 있다. 술은 가장 질이 낮은 수면제이다. 술을 갑자기 끊으면 2주 정도는 잠이 오지 않고 더 예민해질 수 있지만 어느 정도 시간이 지나면 우리 몸은 술이 없는 상황에 적응을 하면서 건강해진다는 사실을 기억해야 한다.

⑥ 운동은 할 수 있는 것부터 시작하세요

그녀는 평소 움직이는 것을 좋아하지 않는다고 했다. 실내에서 운동하는 것은 너무 답답해서 헬스클럽에 가기 싫다고 했다. 일단 일상생활에서 움직임을 늘이자고 했다. 운동을 거의 하지 않았던 그녀에게 급작스러운 운동은 부상의 위험이 있었다. 체중 때문에 고강도 운동을 하면 무릎, 발목 관절에 무리가 갈 수 있기 때문에 관절에 무리가 가지 않는 자전거나 수영이 좋았다. 하지만 그녀는 수영은 잘하지도 못하고 수영장에 갈 시간은 나지 않는다고 했다. 자전거에 대해서도 비슷한 반응이었다. 나는 일어서서 사무를 보는 것을 제안했다. 그리고 점심

식사를 하는 식당을 사무실에서 좀 먼 곳으로 정해 오가면서 걷는 시간을 늘리고, 회사에서 화장실을 갈 때도 멀리 돌아서 가는 것부터 시작하자고 했다. 은주 씨의 경우 운동이 가장 어려운 미션이었던 것 같다. 직업상 시간을 내기가 쉽지 않고 운동을 좋아하지 않는 취향의 문제도 있었다. 하지만 결국 그녀는 모든 과정을 완수해냈다. 쉽지 않은 시작이었지만 체중이 빠지고 컨디션이 좋아지면서 건강한 습관을 하나씩 하나씩 자기 것으로 만들어갔다.

살을 빼는 것은 정말 어려운 일이다. 이렇게 어려운 일을 그녀는 해내고 있었다. 한 발 한 발 앞으로 나가고 있었다. 서서히 몸무게가 줄어들었다. 아주 급격하게 줄어들지는 않았지만 그녀는 자신의 행동변화에 놀라고 자부심을 가지게 되었다. 코칭 클리닉을 6개월 정도 진행했을 때 은주 씨의 몸무게는 8kg 가량 줄어 있었고 그녀의 컨디션은 최근 10년 중 최고라고 했다.

비만과 암, 만성질환에 저항하라

습관 처방

초판 1쇄 인쇄   2020년 7월 1일
초판 1쇄 발행   2020년 7월 7일

지은이   김선신
발행인   윤호권 · 박헌용

책임편집   정은미

발행처   지식너머
출판등록   제2013-000128호
주소   서울특별시 서초구 사임당로 82 (우편번호 06641)
전화   편집 (02) 3487-4750, 영업 (02) 3471-8044

ISBN   979-11-6579-099-8   13510